I0030145

DES

COLIQUES HÉPATIQUES

ET DE LEUR TRAITEMENT

PAR

LES EAUX DE VICHY

PAR

LE Dr WILLEMIN

MÉDECIN INSPECTEUR–ADJOINT DES EAUX DE VICHY

Chevalier de la Légion d'Honneur et de l'Ordre Royal de Charles III etc.

PARIS

GERMER BAILLIÈRE, LIBRAIRE-ÉDITEUR

RUE DE L'ÉCOLE-DE-MÉDECINE, 17.

LONDRES | **NEW-YORK**

H. BAILLIÈRE, 219, REGENT-STREET. | H. BAILLIÈRE, 290, BROADWAY.

MADRID, C. BAILLY-BAILLIÈRE, 11, CALLE DEL PRINCIPE.

1862

$\mathcal{T}$ 163
$\mathcal{T}e$ 1930

DES

COLIQUES HÉPATIQUES

ET DE LEUR TRAITEMENT

PAR

LES EAUX DE VICHY.

DES

COLIQUES HÉPATIQUES

ET DE LEUR TRAITEMENT

PAR

LES EAUX DE VICHY

PAR

LE Dr WILLEMIN

MÉDECIN INSPECTEUR-ADJOINT DES EAUX DE VICHY

Chevalier de la Légion d'Honneur et de l'Ordre Royal de Charles III etc.

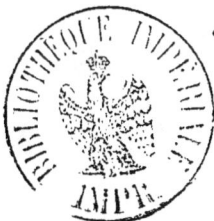

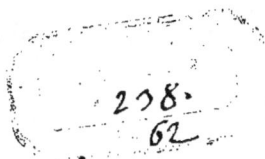

BIBLIOTHÈQUE IMPÉRIALE

238. 62

PARIS

GERMER BAILLIÈRE, LIBRAIRE-ÉDITEUR

RUE DE L'ÉCOLE-DE-MÉDECINE, 17.

LONDRES	NEW-YORK
H. BAILLIÈRE, 219, REGENT-STREET.	H. BAILLIÈRE, 290, BROADWAY.

MADRID, C. BAILLY-BAILLIÈRE, 11, CALLE DEL PRINCIPE.

1862

STRASBOURG, TYPOGRAPHIE DE G. SILBERMANN.

INTRODUCTION.

Placé depuis neuf ans à Vichy sur un vaste champ d'observation, j'ai pu recueillir de nombreux documents sur des maladies chroniques, au premier rang desquelles figurent par leur importance les affections du foie. Je viens aujourd'hui rendre compte à mes confrères du résultat de mes observations relatives à la lithiase biliaire.

J'ai voulu leur offrir un ensemble de faits qui leur permît soit de reconnaître la maladie dans les cas de diagnostic difficile, soit d'établir avec quelque précision leur jugement sur la valeur de la médication alcaline appliquée à cette affection. C'est donc avant tout un travail d'observation que je présente au public médical.

La difficulté particulière de la position d'un médecin attaché à une station thermale et qui cherche à se faire

une idée exacte des effets d'une eau minérale, consiste
dans l'interruption forcée de ses observations, les malades à la fin d'une cure se trouvant presque toujours
soustraits à son examen. J'ai cherché, autant qu'il dépendait de moi, à combler cette lacune; je me suis
adressé, l'an dernier, aux médecins qui m'avaient confié
le soin de leurs malades affectés de coliques hépatiques,
demandant à leur obligeance des renseignements sur
les effets du traitement de Vichy. Qu'ils me permettent
de leur témoigner ma gratitude pour l'empressement
avec lequel ils ont répondu à mon désir. J'ai mis largement à contribution, pour l'histoire des malades que
je cite, leurs notes relatives soit aux antécédents de la
maladie, soit au résultat de la cure. Ces précieux matériaux m'ont permis, autant que mes investigations
propres, d'étudier, outre le résultat pratique que j'ai
particulièrement en vue, quelques points importants et
encore peu connus de l'histoire de l'affection calculeuse
du foie.

Relativement à la pathogénie, parmi bien des causes
indiquées, j'ai recherché quelles sont celles qui semblent le plus favoriser le développement de cette maladie. L'âge, le sexe, le genre de vie, l'alimentation,
ont été étudiés à ce point de vue; dans aucun travail je
n'ai trouvé d'indication sur la part que pouvait avoir
cette période importante de la vie de la femme, qui est
représentée par la grossesse, les couches et l'allaitement. Parmi les maladies à la suite desquelles on voit

la lithiase biliaire se développer, ne devait-on pas compter les affections utérines, qui, par la gêne prolongée du mouvement qu'elles entraînent, offrent déjà l'une des conditions favorables à la production de ces concrétions? Les faits que je cite montrent que la prévision à laquelle pouvait conduire la théorie, se trouve justifiée par l'observation.

D'autres faits établissent que la période prodromale de l'affection est quelquefois signalée par des symptômes exceptionnels, pouvant faire croire d'abord à une maladie bien différente de celle qui doit bientôt se révéler. Le médecin sera mis en garde; averti par ces observations, il ne se hâtera pas, en raison de la prédominance de symptômes cérébraux par exemple, de conclure à l'imminence d'une affection des centres nerveux, qui réclamerait un traitement tout différent de celui de la lithiase biliaire. Une circonstance intéressante de cette même période, et sur laquelle j'appelle l'attention, consiste dans la distension de la vésicule biliaire préalablement à tout autre phénomène morbide. Parmi les symptômes insolites de l'affection calculeuse du foie, je cite des faits qui prouvent que ses crises caractéristiques, désignées sous le nom de *coliques hépatiques,* peuvent se produire sous un type périodique, le début de la maladie étant quelquefois marqué lui-même par des accès de fièvre intermittente.

Une importante question, soulevée dans ces derniers

temps, est relative à la nature même et à la cause de
ces douloureuses crises hépatiques. Je ne prétends pas
que toute hépatalgie soit produite par l'engagement
d'une concrétion dans les canaux biliaires. Mais si l'on
examine avec soin et persévérance les déjections rendues à la suite de ces crises, on y retrouvera souvent,
sinon des calculs, du moins de la gravelle biliaire. Je
cite des exemples de concrétions biliaires de volume et
de composition très-variables.

J'ai consacré un chapitre particulier à la complication de l'affection calculeuse du foie avec la diathèse
goutteuse et en particulier avec la gravelle urique. Il y
a entre ces deux affections une relation étroite; elles
ont quelques causes en commun; c'est dans un même
organe, le foie, que paraît se produire l'élément matériel qui forme la base de chacune d'elles. Elles se présentent très-souvent chez un même malade; c'est tantôt
l'une, tantôt l'autre de ces deux affections qui débute;
elles paraissent quelquefois en même temps; heureusement la même médication convient à toutes deux.

Le diagnostic que j'ai en vue dans presque tout le
cours de ce travail, présente souvent d'assez grandes
difficultés. Lors même que les crises caractéristiques
des coliques hépatiques ont éclaté, les méprises sont
encore possibles; j'ai cité à ce sujet plusieurs faits,
dont la discussion peut aider à élucider des cas analogues. Après avoir établi le diagnostic différentiel des
coliques hépatiques et des accès de gastralgie ou des

coliques néphrétiques, j'ai cherché à faire la part de l'hépatalgie non calculeuse.

Mon but principal a été d'établir à l'aide de faits précis la valeur du traitement alcalin, que les médecins de tous les pays sont unanimes aujourd'hui à prescrire dans la lithiase biliaire. J'ai donné le résultat de toutes les informations particulières qui me sont parvenues sur les malades qui avaient été soumis pour cette affection au traitement de Vichy. Ces résultats montrent que, si la médication alcaline jouit d'une incontestable efficacité contre ces crises si douloureuses qui font la terreur et presque le désespoir de quelques patients, elle ne les préserve pas d'une rechute; j'ai indiqué le mode qui me semble devoir être adopté pour les mettre le plus possible à l'abri des récidives.

La théorie occupe nécessairement peu de place dans ce travail tout d'observation. Je ne me flatte pas d'avoir éclairé tous les points obscurs de l'histoire de cette maladie. Si l'on est parvenu à reconnaître les conditions qui semblent en favoriser le développement, il faut avouer que la cause première, le mode de formation des concrétions biliaires, n'est pas suffisamment connue. Quant au mode d'action des eaux alcalines, il me paraît avoir été très-justement apprécié par notre regretté collègue, M. Petit; je crois avoir démontré cliniquement la justesse de l'opinion théorique exprimée par cet habile observateur sur la possibilité de la dissolu-

tion ou tout au moins de la désagrégation des concrétions biliaires. Je m'estimerai heureux si l'étude pratique à laquelle je me suis livré, en établissant sur des
faits incontestables le degré d'efficacité des eaux de Vichy, peut éclairer mes confrères sur la valeur réelle
comme sur le mode d'emploi de ce précieux moyen
thérapeutique.

Strasbourg, 9 mai 1862.

DE

L'EMPLOI DES EAUX DE VICHY

DANS

L'AFFECTION CALCULEUSE DU FOIE.

L'affection calculeuse du foie est une maladie relativement assez rare, rare surtout dans certaines contrées, où le
praticien le plus occupé n'en rencontre que çà et là quelques cas isolés. Une observation déjà ancienne a démontré, pour le traitement des *obstructions du foie,* l'efficacité
des eaux alcalines, dont en France, Vichy offre le type.
Aussi voit-on depuis longtemps affluer à ces eaux, comme
à celles d'Ems, de Carlsbad etc., les malades affectés de
calculs biliaires. On se fera une idée de cette affluence,
lorsque j'aurai dit qu'en neuf années d'exercice·à Vichy,
j'ai été appelé à traiter 336 malades qui avaient été ou qui
étaient actuellement atteints de cette affection.

Mon dessein n'est pas de donner une description complète de cette maladie qui a fait l'objet de recherches spé-
ciales; parmi les travaux récents publiés en France, on
doit citer surtout ceux de M. Fauconneau-Dufresne, qui a
consacré à l'affection calculeuse du foie un chapitre très-
intéressant dans son *Précis sur les maladies du foie et du
pancréas.* En Allemagne, le professeur Frerichs a tout nou-
vellement publié sur la même affection des observations
d'une grande valeur dans sa *Clinique des maladies du foie.*

Le but principal que je me propose est d'examiner, à

1

l'aide des nombreux faits que j'ai été à même de recueillir, la valeur exacte du traitement de Vichy dans la lithiase biliaire. L'efficacité de cette médication est-elle bien démontrée? produit-elle la guérison radicale de la maladie, ou bien n'amène-t-elle, en modifiant le mode de fonctionnement et le degré d'activité de l'appareil biliaire, qu'une cessation momentanée des accidents? N'en doit-on attendre que l'éloignement et la diminution d'intensité de ces crises si douloureuses? Arrive-t-il, en un mot, pour la gravelle biliaire ce qui a lieu souvent pour la gravelle urique, maladie qui tout en différant de la première par l'organe affecté et par la nature des produits expulsés, offre néanmoins avec elle tant de rapports au point de vue de l'étiologie, des symptômes et du traitement?

Si la médication alcaline, préférable entre toutes et véritablement spéciale contre la lithiase biliaire, n'est pas curative, qu'apprend l'expérience sur la formule la plus convenable pour l'application des Eaux? Existe-t-il enfin des contre-indications, ou du moins des conditions particulières qui empêchent l'efficacité du traitement?

Évidemment c'est par l'observation seule d'un grand nombre de faits, c'est en recueillant avec patience et impartialité l'histoire la plus complète possible des malades qui se sont soumis à cette médication, que l'on peut arriver à résoudre ces questions. C'est là l'œuvre que j'ai tentée, persuadé, comme je l'ai exposé dans un précédent ouvrage sur Vichy, que c'est seulement à l'aide d'observations précises que l'on doit procéder à l'étude encore si peu avancée de bien des questions de thérapeutique hydro-thermale [1]. Je produirai donc, non pas tous les faits, ce qui m'exposerait à des répétitions inutiles, mais tous ceux qui me paraissent avoir de l'intérêt pour l'étude

---

[1] *De l'emploi des eaux de Vichy dans les affections chroniques de l'utérus.* Paris 1857, p. 2.

de cette maladie, l'une des plus douloureuses que le médecin soit appelé à traiter.

En dehors de la question si importante du traitement, les nombreux faits que j'ai recueillis m'ont permis d'étudier plusieurs points particuliers de l'histoire de cette affection, sur lesquels la science n'est pas encore suffisamment fixée : ainsi en est-il des conditions étiologiques, des complications, et enfin du diagnostic.

S'il est vrai que dans un grand nombre de cas, la maladie soit facile à reconnaître, il est des faits cliniques dont le diagnostic présente de grandes difficultés : où l'on hésitera pour décider si le malade est affecté de coliques hépatiques ou de coliques néphrétiques ; si la tuméfaction que l'on reconnaît dans l'hypochondre droit, dépend d'un engorgement du foie, de la vésicule biliaire, ou du rein atteint de congestion et parfois déplacé ? Si le doute est de peu d'importance en présence de la médication alcaline également applicable à la gravelle biliaire et à la gravelle urique, il n'en est plus de même lorsqu'il s'agit de différencier la colique hépatique véritable (celle qui est produite par l'engagement d'une concrétion dans les conduits biliaires) de violents accès de gastralgie. Dans certains cas, les deux affections se ressemblent assez pour que M. Andral ait été « porté à admettre qu'une des variétés du moins « de l'affection désignée sous le nom de *colique hépatique* « n'est autre chose qu'une *névralgie* ayant son siége dans « le plexus hépatique [1]. » Je citerai des faits qui montreront qu'effectivement le diagnostic est parfois difficile, surtout au début de la maladie. Mais de là à nier comme l'a fait M. Beau [2] que les crises si douloureuses désignées sous le nom de *coliques hépatiques*, soient, dans l'immense majorité des cas, le résultat de l'engagement de concré-

[1] *Clinique médicale*, t. IV, p. 54.
[2] *Archiv. gén. de médec.*, 4ᵉ série, t. XXV, p. 403.

tions calculeuses dans les conduits biliaires, il y a loin, et nous ne voyons pas que cette opinion extrême ait été adoptée par les auteurs qui depuis M. Beau ont étudié cette maladie ; nous y reviendrons plus loin.

Avant d'exposer ce que mes observations m'ont appris sur les conditions qui paraissent favoriser le développement de l'affection calculeuse du foie, je crois devoir indiquer succinctement l'état actuel de nos connaissances sur la composition et sur le mode de formation des concrétions biliaires.

Elles peuvent se développer dans toutes les parties de l'appareil biliaire depuis les radicules les plus ténues du conduit hépatique jusque dans la vésicule qui en est le siége le plus habituel, dans le conduit cholédoque, voire même dans l'intestin où elles acquièrent parfois un volume considérable. Rarement isolées, on les trouve généralement au nombre de 5 à 10, quelquefois bien plus nombreuses, par centaines ; Morgagni en a compté 3000, Hoffmann 3646 ; une vésicule biliaire conservée dans la collection Otto en renferme 7802 [1]. Il est évident qu'à mesure que le nombre des concrétions augmente, leur volume diminue ; ce ne sont plus des calculs, c'est de la *gravelle biliaire*, ou enfin à un degré de ténuité encore plus grande du *sable biliaire*. Je ne veux pas décrire ici toutes les différences de forme, tantôt ovoïde, tantôt anguleuse à facettes, de coloration variant du blanc jaunâtre au brun foncé, de consistance tantôt friable tantôt très-dure, que présentent ces concrétions. Notons seulement que ces variations peuvent déjà rendre compte des grandes différences que l'on observe dans l'intensité des crises causées par l'engagement des calculs dans les voies biliaires et par leur passage plus ou moins difficile à travers ces conduits. On

[1] *Frerichs Klinik der Leberkrankheiten*, t. II, p. 476.

a souvent répété qu'ils sont plus légers que l'eau ; c'est une erreur s'il s'agit de calculs à l'état frais, humide ; leur densité variable en raison de leur différence de composition, est généralement supérieure à celle de l'eau.

Leur structure n'est pas moins variable que les différentes conditions physiques que nous venons de passer en revue. Ainsi, tantôt le calcul est homogène, tantôt, et le plus souvent, il se compose d'un noyau central, d'une coque ou partie striée, et enfin d'une couche corticale. Chacune de ces parties varie à son tour quant à son développement et surtout quant aux éléments dont elle est formée.

La composition chimique des calculs biliaires a fait l'objet de nombreuses analyses, qui ont été complétées par des recherches récentes. — L'élément principal est une matière blanche, cristalline, à laquelle M. Chevreul a donné le nom de cholestérine, insoluble soit dans l'eau, soit dans les alcalis plus ou moins étendus d'eau, mais parfaitement soluble dans l'éther et le chloroforme. Thénard admettait que la cholestérine entre pour 88 à 94 p. 100, dans la composition des calculs biliaires ; les dernières analyses [1] donnent la proportion de 70 à 80.

Le second élément de ces concrétions est une matière colorante, qui s'y rencontre tantôt libre, tantôt combinée à la chaux ; c'est ce composé qui, d'après Lehmann, constituerait généralement le noyau des calculs [2]. Les chimistes allemands ont distingué différentes sortes de principes colorants de la bile : la cholépyrrhine en cristaux d'un brun rouge, insoluble dans l'eau, soluble à chaud dans le chlo-

---

[1] *Frerichs Leberkrankheiten*, t. II, p. 468.
[2] Le noyau a été trouvé formé accidentellement par un corps étranger, une aiguille (Nauche, *Lancette française*, 17 septembre 1835), un caillot de sang, un lombric (*Frerichs, loc. cit.*, p. 480) ; chez une femme de soixante-huit ans, Lobstein rencontra dans le canal cholédoque un calcul dont un lombric desséché constituait le noyau ; il existait trente autres de ces vers dans les voies biliaires.

roforme , *soluble aussi dans les solutions alcalines;* un composé formé par la combinaison de la cholépyrrhine avec la chaux , également soluble dans les alcalis étendus d'eau, de même que la choléchlorine, ou matière colorante verte.

Les calculs biliaires contiennent toujours, en petite proportion, les acides de la bile combinés à des bases alcalines, le cholate et le glycocholate de chaux [1] ; des acides gras également combinés à des alcalis ; Frerichs cite l'analyse faite par lui, d'un calcul où il a trouvé 68 p. 100 de margarate de chaux avec 28 de cholestérine. Le mucus et l'épithélium se rencontrent surtout dans le noyau. La présence de l'acide urique a été signalée par quelques auteurs, entre autres par Stœckhardt [2]. Dans les cendres de tous les calculs on trouve, et souvent en grande quantité, du carbonate de chaux, ordinairement accompagné de sels magnésiens. Enfin, il ne faut pas oublier que ces concrétions renferment toujours une petite quantité de bile absorbée en substance.

Ces différents éléments concourent dans des proportions très-variables , à la formation soit du noyau, soit de la partie moyenne à la fois striée en étoile et disposée par couches concentriques ; le noyau constitué le plus souvent, comme je l'ai dit, par de la matière colorante , est composé parfois de cholestérine pure. Enfin la couche corticale du calcul est formée des mêmes éléments , de même aussi que la gravelle biliaire.

Quant au *mode de formation des calculs* , il faut bien avouer qu'aujourd'hui encore on en est réduit sur ce point à de simples conjectures. Nous ne savons pas, comme le fait justement observer le professeur Bamberger [3], si la

---

[1] Voy. fig. 32 et 33, *Frerichs, loc. cit.*, p. 472.

[2] *De Cholelithis.* Lipsiæ 1832.

[3] *Handbuch der spec. Pathol. u. Therap.*, v. Virchow, t. VI, 1re part., p. 621.

formation de ces concrétions dépend d'une composition primitivement anormale de la bile ou si elles sont le résultat de conditions mécaniques (ou chimiques, ajouterai-je) qui amènent la stase de ce produit et la précipitation de ses éléments solides. Comme elles sont principalement formées de cholestérine, il serait bien possible, ajoute le savant professeur de Wurzbourg, qu'une prédominance graisseuse dans la bile fût une cause de leur développement. Ce qui tendrait à faire admettre cette opinion, c'est le résultat des analyses de M. Chevreul qui a trouvé la bile de sujets calculeux extraordinairement riche en cholestérine. Bramson et Lehmann attribuent une influence particulière pour la production des calculs au composé de pigment et de chaux qui en constitue souvent le noyau ; mais ce composé comment lui-même prend-il naissance ? d'ailleurs il ne forme pas constamment le noyau des concrétions biliaires ; et cet excès de chaux, d'où provient-il[1] ?

On a fait intervenir les acides, ceux par exemple du suc gastrique ; effectivement la matière colorante est précipitée d'une dissolution alcaline par les acides qui séparent aussi la cholestérine de la bile. Il est également certain que dans quelques cas l'on a trouvé à la bile de la vésicule une réaction acide ; mais comment et dans quelles conditions cette réaction se produit-elle ?...

Si le mode de transformation acide de la bile est difficile à déterminer, on peut invoquer un autre procédé qui conduirait au même résultat, c'est une diminution d'alcalinité de ce liquide. Thénard attribuait à la diminution de la soude la précipitation de la matière colorante. Frerichs trouve cette opinion plus fondée ; les éléments du calcul,

[1] Il n'est nullement démontré par la statistique que la maladie soit plus commune dans les pays où l'eau de boisson est très-chargée de chaux. Elle n'est pas davantage l'attribut exclusif de la vieillesse, âge qui favorise les dépôts calcaires.

ajoute-t-il, ne peuvent se précipiter que lorsque la combinaison des acides de la bile avec la soude, si facile à détruire, vient à se décomposer, sous l'influence du mucus vésiculaire [1]; cette décomposition entraîne la précipitation de la matière colorante, comme aussi celle de la cholestérine [2]. Ce qui me paraît venir en aide à cette théorie, c'est ce fait expérimental dont nous fournirons des preuves répétées, qu'à la suite de l'administration suffisamment prolongée d'eau alcaline, la production des calculs biliaires cesse au moins pour une assez longue période de temps. Ce qui est certain aussi, c'est la facile décomposition de la bile dont les éléments principaux, d'après les recherches de M. Bouisson, se trouveraient plutôt en suspension dans ce liquide, qu'à l'état de combinaison fixe.

Voyons maintenant quelles sont les conditions qui paraissent favoriser la formation des calculs biliaires.

[1] *Frerichs Klinik*, loc. cit., p. 485.

[2] Déjà Berzelius (*Zoochemie*, p. 524) a montré que la matière grasse de la bile devient libre, lorsqu'on traite par de l'acide sulfurique, ce liquide privé de mucus.

CHAPITRE PREMIER.

Étiologie.

L'observation nous indique comme le fait le plus positif, dans la pathogénie des calculs biliaires, que toutes les circonstances propres à diminuer l'activité corporelle, à gêner le mouvement et à entraver la nutrition, paraissent favoriser le développement de cette fâcheuse affection.

Nous examinerons successivement l'influence qu'exercent les conditions suivantes : l'âge, le sexe, l'hérédité, l'alimentation, le repos forcé, la grossesse, les couches et l'allaitement, les maladies du foie, des affections diverses, et enfin certaines causes morales.

L'*âge* où cette maladie apparaît le plus fréquemment n'est pas celui de la jeunesse. On y est d'autant plus exposé que l'on approche de l'âge mûr. Dans un relevé de 395 cas, Hein[1] n'a trouvé que 15 sujets âgés de moins de vingt-cinq ans, et 3 seulement de moins de vingt ans. Dans le relevé des 336 malades qui se sont présentés à mon observation, j'en trouve 6 âgés de moins de vingt ans : ce sont deux jeunes gens, l'un de treize et l'autre de dix-neuf ans, et quatre jeunes filles âgées de seize à dix-neuf ans. La période de vingt à vingt-cinq ans compte déjà plus de sujets ; la grande majorité de mes malades appartient à l'âge mûr[2].

---

[1] *Klinik der Leberkrankheiten*, *loc. cit.*, p. 488.

[2] M. Fauconneau-Defresne dit : (*Précis des maladies du foie et du pancréas*, 1856, p. 303) que « la plus grande fréquence des concrétions biliaires, est de trente à quarante ans, puis de quarante à soixante. » Sur 170 malades, dont j'ai pu déterminer l'âge, 70 étaient âgés de moins de quarante ans, 100 dépassaient cet âge ; je n'ai pas fait entrer en ligne de compte ceux qui étaient sur la limite. Je ne regarde pas ces résultats comme contradictoires, l'âge que j'indique étant celui, non où la maladie a débuté, mais où le malade a eu recours à la médication de Vichy.

Tous les observateurs ont noté que le *sexe féminin* est le plus disposé à l'affection calculeuse du foie. Fr. Hoffmann, Haller, Sœmmerring, Walter ont été unanimes à ce sujet. Hein[1], sur un relevé de 620 cas, a compté 243 hommes et 377 femmes, ce qui donne une proportion de 10 à 15. La liste de mes malades me présente 127 hommes et 209 femmes, résultat qui se rapproche beaucoup du précédent, puisque la proportion des hommes aux femmes est de 10 à 16.

Le *tempérament* ne me semble pas avoir d'influence bien manifeste sur la production de la maladie : elle éclate chez des sujets de tempérament et de constitution bien différents, chez des individus bilieux, secs, comme chez des sujets lymphatiques ou sanguins, gras ou maigres.

Selon M. Petit, notre regretté confrère et ancien inspecteur de Vichy, la maladie serait souvent *héréditaire*. « Je connais du moins, dit cet habile observateur[2], un assez grand nombre de familles dans lesquelles elle se transmet héréditairement, dont presque tous les membres en ont été atteints, et même quelques-uns à un âge assez jeune. » Mes propres observations m'ont permis de noter, dans quelques cas, la transmission de l'aptitude à la maladie, ou encore le développement de l'affection calculeuse chez des enfants dont les parents étaient atteints d'une autre maladie du foie. Ainsi le second des jeunes gens que j'ai précédemment cités, d'une forte constitution, est le fils d'un malade qui, depuis plusieurs années, vient à Vichy pour une hépatite chronique avec production fréquente d'ictère ; des quatre jeunes filles, l'une, également douée d'une très-bonne constitution, est la nièce d'une dame chez qui l'affection calculeuse du foie reparaît avec une ténacité exceptionnelle ; une autre, dont je citerai plus loin l'observa-

[1] *Klinik der Leberkrankheiten*, loc. cit., p. 489.
[2] *Du mode d'action des eaux de Vichy*, 1850, p. 104.

tion (nº 29), est fille d'une mère qui a souffert pendant plusieurs années d'une hépatite avec tuméfaction considérable du foie; une troisième, née en Égypte, a sa mère affectée de gastro-hépatite. Deux dames se trouvaient dans les mêmes conditions. Outre les précédents, 7 malades, 2 hommes et 5 femmes, avaient eu leur père ou leur mère atteints comme eux de coliques hépatiques; enfin deux fois j'ai vu le frère et la sœur venir ensemble à Vichy pour la même affection.

L'*alimentation* ne paraît pas avoir d'influence bien prononcée sur la production des calculs biliaires. On a accusé comme cause occasionnelle de ces concrétions, une nourriture trop animalisée, l'abus des spiritueux; le fait n'est pas démontré; si cette cause avait une valeur réelle, comment l'affection serait-elle plus fréquente chez les femmes, bien plus sobres en général que ne le sont les hommes? Les légumes farineux, les aliments acides, les mets gras ont été incriminés aussi; ils ont en tout cas l'inconvénient d'être d'une digestion difficile pour les malades, et, comme nous le verrons bientôt, la dyspepsie accompagne presque toujours l'affection calculeuse du foie. D'après ce que nous avons dit plus haut, la théorie conseille d'éviter l'usage habituel de ces derniers aliments, mais l'expérience n'a rien appris de positif à cet égard; et, comme le dit avec raison M. Fauconneau-Dufresne[1], «il faut toujours admettre que *des*

---

[1] «On a observé depuis longtemps, dit cet auteur (*loc. cit.*, p. 306), qu'un régime trop animalisé produisait à la longue la formation de ces concrétions. Si les personnes qui usent de ce régime ne font pas d'exercice, leur sang, comme leur tissu cellulaire, se charge de matériaux graisseux abondants en carbone; leurs poumons ne fonctionnant plus avec activité, ne brûlent pas dans l'acte respiratoire le carbone qui se trouve en excès dans le sang, car les poumons et le foie ont sous ce rapport une action analogue; la bile se charge alors de ces matériaux et précipite de la cholestérine.» Telle est l'interprétation que l'on peut faire pour une alimentation trop grasse; mais encore reste-t-il à expliquer comment s'opère cette précipitation de la cholestérine.

dispositions tout à fait individuelles se lient à la lithiase biliaire, et augmentent les chances de développement de cette maladie.» Comme pour toute affection, sans cette condition première, les principales causes seraient insuffisantes pour la déterminer, et la connaissance exacte de ces prédispositions nous restera cachée longtemps encore.

Nous verrons plus loin, au chapitre du *Diagnostic*, comment il faut interpréter l'allégation assez fréquente de malades, d'après lesquels l'usage de tel aliment suffirait pour ramener des coliques hépatiques. Un habitant de Lille me déclarait que chaque fois qu'il prenait une tasse de café noir, il avait une crise de ce genre ; il est évident qu'il s'agit ici d'une irritation gastro-hépatique produite par l'ingestion de tel ou de tel aliment, et c'est pour ces cas que se trouve vraie l'opinion de M. Beau, dont nous avons précédemment parlé. Selon Frerichs, il serait peut-être plus juste d'incriminer l'habitude de repas trop rares, dont la conséquence est une évacuation moins fréquente de la bile renfermée dans la vésicule ; nous ne sommes pas en mesure de nous prononcer sur l'axactitude de cette supposition.

Existe-t-il des *climats*, des *localités* dont l'influence soit manifeste sur le développement de la maladie ? D'après mes relevés, aucune des régions de la France n'en serait exempte. J'ai déjà dit que l'allégation relative à la plus grande fréquence de l'affection dans les contrées dont les eaux sont très-calcaires, est dénuée de fondement. S'ensuit-il que tous les pays paient à cette maladie un égal tribut ? Non assurément. Je citerai une de nos villes du Midi, Vienne en Dauphiné, où l'affection calculeuse du foie se montre avec une grande fréquence. Lorsqu'il s'en fut présenté, en peu de temps, à mon observation une quinzaine de cas provenant de cette seule localité, j'inter-

rogeai à ce sujet M. Laugier, l'un des praticiens les plus
distingués de cette ville. Voici ce qu'il me répondit :

« Je me suis souvent demandé à quoi tient cette fréquence extraordinaire d'une affection si rare ailleurs, rare
peut-être même ici il y a quinze ans : je n'ai pu en trouver
la raison. Nous buvons une eau très-pure, apportée par
des aqueducs qui la puisent à 5 kilomètres ; cette eau,
très-aérée, très-limpide, contient 0gm,03 de sels solides
par litre. Par les grosses pluies d'inondation, c'est-à-dire
quatre ou cinq fois par an, elle devient jaunâtre et renferme
alors 0gm,40 à 0gm,50 par litre de matières solides. Mais
quelques heures de repos dans un vase lui rendent sa lim-
pidité. Dans notre sol, aucune condition géologique qui
puisse être accusée ; dans notre hygiène rien de particulier, rien d'appréciable, à mon sens du moins. »

La *vie sédentaire*, le *repos forcé* en ralentissant la circulation et par suite toutes les fonctions, par conséquent
aussi l'excrétion de la bile, me semblent être l'une des
causes les mieux démontrées du développement de la maladie qui nous occupe. Frerichs rappelle que Tissot la
comptait parmi les maladies des savants ; Sœmmerring l'a
rencontrée très-fréquemment chez les prisonniers qui
avaient été longtemps détenus à Cassel et à Mayence. Une
observation ancienne a montré que parmi les animaux,
les vaches, par exemple, tenues renfermées pendant l'hiver dans les écuries, sont bien plus sujettes aux calculs
biliaires que pendant l'été, lorsqu'on les conduit au pâtu-
rage. Dans ces cas, sans doute, la question est complexe ;
mais il en est d'autres où la condition du repos plus ou
moins forcé semble être mieux dégagée, et pouvoir être
invoquée comme cause déterminante de la maladie. Je citerai à cet égard le fait suivant :

OBSERVATION 1re. *Grande difficulté de mouvement chez un homme jeune et fortement constitué. Coliques hépatiques opiniâtres, jointes à un embonpoint exagéré et à la production de sable urique.*

M. le docteur Demarquay m'adressa, en 1855, à Vichy un malade âgé d'une trentaine d'années, d'une forte constitution, doué d'un embonpoint rare à cet âge. Il avait souffert à plusieurs reprises de coliques hépatiques accompagnées d'une augmentation de volume du foie; de plus, son urine déposait fréquemment du sable rouge. Dans sa famille aucun antécédent d'affection du foie; mais depuis l'âge de quatre ans, à la suite d'une maladie de la hanche, le sujet est resté atteint d'une claudication très-prononcée; aussi fait-il fort peu d'exercice. Je lui fis prendre 25 bains et l'eau de la Grande-Grille en boisson.....

Je le revis en 1857. Depuis la cure faite deux ans auparavant, il n'avait eu qu'une crise hépatique peu intense. Le dépôt de sable urique avait notablement diminué; mais l'estomac était irritable et la constipation opiniâtre; les efforts de défécation amenaient souvent du sang. Le ventre très-développé était toujours le siège d'un empâtement général. A travers la paroi abdominale chargée de graisse, le foie me parut être dans ses limites normales; seulement il existait de la sensibilité à la région vésiculaire. La nouvelle cure, comme la précédente, eut de bons effets immédiats.

Mais depuis cette époque, M. *** est encore revenu deux fois à Vichy à la suite de nouveaux accidents hépatiques; l'embonpoint et le dépôt rouge de l'urine continuaient.

Voici donc un sujet chez lequel l'affection calculeuse du foie n'était pas héréditaire, et qui en est atteint à un âge où d'ordinaire elle n'apparaît point. La maladie présente en outre, malgré les cures répétées à Vichy, une ténacité inaccoutumée. Il me paraît fort admissible que, dans ce cas, c'est le défaut d'exercice de la part d'un homme vigoureusement constitué qui a amené cette triple et fâcheuse conséquence d'un embonpoint prématuré, du sable urique et des calculs biliaires.

S. Cooper a déjà cité des faits desquels il résulte que
cette maladie s'est développée à la suite du repos forcé,
occasionné par une longue maladie. L'observation suivante
me semble témoigner en faveur de cette cause déterminante.

Obs. 2. *Rhumatisme articulaire général grave, suivi de l'apparition
de coliques hépatiques. A la suite d'une cure de Vichy, la guérison
se maintient depuis six ans.*

M. ***, âgé de trente-sept ans, sujet très-fort et sanguin, ayant
joui habituellement d'une bonne santé, me fut adressé, en 1855,
à Vichy par M. le docteur d'Astros, de Marseille. « Ce malade,
m'écrivait-il, a été atteint, il y a bientôt trois ans, d'un rhumatisme
articulaire général des plus intenses et des plus graves, dont il s'est
remis enfin grâce à d'amples et fréquentes émissions sanguines.
Les deux dernières années il a été pris deux fois, à la même époque environ, de coliques hépatiques extrêmement violentes; l'une
de ces crises a duré trois jours. Les douleurs atroces ont été précédées chaque fois d'un léger ictère; les vomissements étaient incessants; il s'y joignait une constipation opiniâtre qui, par deux
fois, m'a donné les plus graves inquiétudes. Il y eut pendant huit
jours absence complète de selles, malgré tous les moyens rationnels employés, avec météorisme considérable, douleurs vives dans
l'hypochondre droit et à la région épigastrique, chaleur à la peau,
fièvre..... Je pense qu'il y a eu chez ce malade obstruction des
conduits biliaires, turgescence et inflammation consécutive du
foie, et probablement dès lors pression sur le colon transverse,
ce qui expliquerait la constipation. Toujours est-il que chaque fois
les symptômes ont cédé aux saignées, aux nombreuses et fréquentes
applications de sangsues, aux bains entiers prolongés. Depuis, je
l'ai mis à un régime sévère et à l'usage du bicarbonate de soude;
il va bien aujourd'hui; il se rend à Vichy pour prévenir une troisième atteinte. »
J'appris en outre qu'à la suite de chacune de ces grandes crises,
le malade avait rendu un calcul bilaire; ni avant ni depuis, son
urine n'avait déposé de sédiment rouge. Personne dans sa famille

n'a eu de coliques hépatiques; son genre de vie n'était nullement sédentaire, son alimentation peut-être trop riche. A l'exploration, je trouvai le volume du foie normal, la sensibilité à la pression, égale dans les deux hypochondres; aucune altération d'organe appréciable. La cure fut de quatre semaines.....

M. d'Astros, à qui j'ai demandé des informations sur ce malade, m'écrivit, au mois de mars 1861, que depuis la saison de Vichy il s'est trouvé parfaitement bien. Pendant deux ans environ, il a continué assez largement l'usage du bicarbonate de soude; il a aussi modifié son régime. Ses urines ont déposé de l'acide urique en quantité notable.

Cette absence d'accidents, pendant six années, à la suite d'une seule cure, prouve l'efficacité de la médication employée. Mais elle me paraît démontrer en outre, comme on le verra par le résultat habituel des cures de Vichy, que la maladie devait tenir ici à une cause accidentelle; autrement il n'est pas probable qu'elle se fût ainsi éteinte, pour ainsi dire, sur place et du premier coup; et cette cause occasionnelle me semble avoir été le long repos nécessité par cette atteinte si violente de rhumatisme articulaire général.

Obs. 3. *Coliques hépatiques qui cessent à la suite de plusieurs cures de Vichy; une rechute suit de près une opération chirurgicale.*

Une dame originaire du Midi, d'une constitution très-forte, d'un tempérament sanguin, de plus très-nerveuse et douée d'un embonpoint assez prononcé, appartenant à une famille où sont héréditaires à la fois les calculs biliaires et la gravelle urique, ayant eu à dix-huit ans une couche heureuse, présenta vers l'âge de trente ans, à ce que m'apprit le docteur Ducommun, les premiers symptômes d'une inflammation chronique du foie. Les coliques hépatiques se déclarèrent et furent bientôt accompagnées de crises néphrétiques; les urines déposèrent souvent un sédiment briqueté; il y eut même plusieurs fois émission de petits calculs. Cette dame est en outre très-sujette aux névralgies.

Elle fit une première cure à Vichy en 1854; depuis elle continua à se rendre presque chaque année à ces eaux. Les crises hépatiques et néphrétiques s'éloignèrent, diminuèrent d'intensité et finirent par céder. Il ne restait à la malade que des douleurs sourdes se manifestant de temps à autre soit dans la région du foie, soit dans celle des reins, avec quelques difficultés de digestion; son urine déposait assez fréquemment une poussière briquetée; elle se plaignait quelquefois, en outre, de palpitations qui ne se rattachaient à aucune altération appréciable du cœur.

Au mois de décembre 1860, cette dame s'aperçut pour la première fois d'une tumeur qui s'était développée profondément dans le sein droit (elle se rappela y avoir reçu quelques années auparavant un coup de clef). M. Jobert de Lamballe conseilla d'en faire l'extirpation, qui fut pratiquée avec succès le 22 janvier 1861. Voici ce que m'écrivait l'opérée le 8 avril suivant : « Depuis plusieurs semaines, la plaie est cicatrisée, mais il m'est resté dans l'épaule droite de vives douleurs qui, pendant deux mois, m'ont empêchée de me servir de mon bras ou de me livrer au moindre exercice; j'en souffre beaucoup encore. *Pendant le long repos que je viens de garder, mon mal au foie s'est réveillé plus fort que jamais. J'ai eu une crise atroce de coliques hépatiques,* accompagnée de douleurs néphrétiques; elle a duré quatre jours. Depuis j'ai eu encore deux ou trois crises moins vives et moins longues. Maintenant que je puis marcher et que je reste levée, j'ai les urines épaisses, et elles déposent du sable rouge comme autrefois..... »

Cette observation me semble témoigner en faveur de la cause occasionnelle indiquée. La cause première, à savoir l'influence héréditaire, avait été combattue efficacement par les cures répétées de Vichy, jointes à un régime hygiénique bien suivi; très-active, la malade s'était astreinte, sur ma recommandation, à faire beaucoup d'exercice à pied; le repos, forcément amené par l'affection chirurgicale intercurrente et par l'opération qu'elle a nécessitée, a suffi, chez cette malade particulièrement prédisposée, pour ramener à la fois la gravelle biliaire et le sable

2

urique. — Voilà déjà trois sujets chez qui l'on a pu remarquer la coïncidence de ces deux affections ; nous reviendrons plus loin sur cette question.

Il était intéressant de rechercher l'influence que pouvait avoir sur la production ou sur l'arrêt des manifestations de la maladie, cette période particulière de la vie de la femme, qui est formée par la *grossesse*, les *couches* et l'*allaitement*.

La grossesse, on le sait, exerce une action bien différente sur la santé générale des femmes : tandis que, pour les unes, cette fonction nouvelle semble augmenter les forces, en activant la nutrition, elle agit chez les autres d'une manière débilitante ; les sympathies plus ou moins vives qu'elle éveille, et qui entravent la nutrition, dépendent généralement de conditions pathologiques. Chez quelques-unes des malades dont j'ai recueilli l'observation, la gestation a paru produire des résultats bien différents : chez quatre femmes les coliques n'ont pas reparu pendant cette période ; chez quatre autres, la grossesse a été le point de départ ou l'époque du retour des accidents. Je vais citer sommairement quelques-uns de ces faits.

OBS. 4. *Arrêt des coliques hépatiques durant la grossesse ; elles reparaissent pendant l'allaitement ; une crise se déclare au 16ᵉ jour de la cure.*

Une campagnarde de la Haute-Vienne, âgée de vingt-neuf ans, d'une bonne constitution, d'un tempérament sanguin, d'une santé habituellement bonne, entra à l'hôpital de Vichy le 9 juillet 1853 pour une affection calculeuse du foie, dont elle était atteinte depuis trois ans.

C'est sept ou huit mois après une première couche, et sans cause appréciable, qu'elle éprouva la première attaque ; les crises se renouvelèrent ensuite assez fréquemment. Les douleurs se faisaient sentir à la fois à l'épigastre et entre les épaules (jamais dans l'une ou l'autre des épaules), rarement en ceinture, si ce n'est au début même de la maladie. Cette femme les compare à la sensation de torsion ou d'arrachement, ou d'un coup de couteau qui traverserait le corps. Elles duraient quelquefois peu d'heures, d'autres fois plus longtemps; les sangsues seules parvenaient à les soulager. C'est plus particulièrement à l'époque des règles que revenaient ces accès. Un ictère s'était déclaré depuis peu, à la suite d'une attaque, lorsqu'elle vint une première fois à Vichy au mois de juillet 1851. Elle ne prit que cinq bains et but peu d'eau minérale, la fièvre ne la quittant presque pas; l'ictère persistait; elle avait des démangeaisons insupportables par tout le corps. Cette cure manquée n'amena aucun changement dans son état; ce ne fut que six semaines après, à la suite d'une cure de raisins, que le prurit et l'ictère cédèrent. Les coliques hépatiques continuèrent toutefois, d'une durée peut-être moindre qu'auparavant, jusqu'à l'époque de la seconde grossesse, où elles cessèrent. Mais pendant l'allaitement, qui dura dix mois, elle eut sept ou huit crises hépatiques; elle a sevré tout récemment.

Le 9 juillet 1853, à l'examen de l'hypochondre droit, je constate que dans sa partie moyenne il existe une matité difficile à limiter, qui s'étend jusqu'à deux ou trois travers de doigt au-dessous du rebord des côtes. L'état général est satisfaisant; cependant la malade se plaint d'une douleur habituelle, de battements à l'épigastre, où l'on sent profondément les soulèvements réguliers de l'aorte; elle se plaint aussi de battements dans la poitrine, remontant vers le col, d'essoufflements faciles, de migraines fréquentes. La digestion est assez bonne, la constipation habituelle (je prescris un bain de piscine chaque jour et cinq verres d'eau de la Grande-Grille).

Jusqu'au 21, il ne se présente aucun incident; ce jour-là, ayant mangé pendant le bain, elle en sort avec un grand malaise, et dans la journée elle vomit à plusieurs reprises, des aliments d'abord, puis un liquide légèrement bilieux; le lendemain il ne reste qu'un peu de faiblesse.

Le 25, la malade demande sa sortie, disant qu'elle se sent affaiblie; depuis une semaine elle a un peu de dévoiement; elle trouve

l'eau de la Grande-Grille « pesante à l'estomac. » On l'engage à
continuer son traitement, en remplaçant l'eau de la Grille par
celle de l'Hôpital. Dans la journée, elle mange peu, mais elle fait
deux courses qui l'agitent.

Le soir, à sept heures, elle est prise, dans l'hypochondre droit,
de *coliques* qui remontent obliquement, depuis la pointe des dernières fausses côtes, vers l'épigastre, puis se font sentir dans
l'hypochondre gauche, et avec tout autant de violence en arrière
dans la région lombaire. Ces douleurs deviennent excessives pendant la nuit ; la sensibilité de la région hépatique est telle que le
poids seul de la chemise est très-pénible. Elle éprouve des nausées, mais pas de vomissements ; il y a eu deux ou trois selles en
diarrhée. La crise finit le 26, à sept heures du matin.

A huit heures, le pouls est à 80, très-faible, la peau fraîche ; la
malade abattue ne souffre plus. La pointe de la langue est d'un
rouge assez vif, le limbe blanchâtre ; abstention instinctive de
tout aliment, demande d'une infusion de thé qui, au dire de la
malade, lui a toujours réussi en pareille circonstance. La percussion, jointe à la palpation, facile aujourd'hui à travers la paroi
abdominale plus souple, indique qu'il n'y a point d'augmentation
de volume du foie ; la région vésiculaire est seulement plus sensible que la région voisine.

Le 27, la malade est levée ; elle n'a plus rien ressenti. La
langue est encore, comme hier, rouge à la pointe avec un piqueté
rouge plus vif. Elle n'a rien remarqué de particulier dans la matière des selles, qui n'a pas été conservée ; (jamais, dans les crises
précédentes, elle ne s'était livrée à une recherche de ce genre.)
Le 28, malgré notre avis, elle quitte Vichy.

OBS. 5. *Coliques hépatiques violentes ; la malade en est exempte tout*
le temps d'une grossesse et de l'allaitement. Cure de Vichy. Réci-
dive au printemps suivant ; après une deuxième cure il ne reste
qu'une irritation gastro-hépatique.

Une dame âgée de trente-six ans, de tempérament bilieux, très-
nerveuse, affectée de coliques hépatiques des plus violentes depuis
l'âge de trente ans, me fut adressée en 1859 à Vichy par M. le
docteur Laugier de Vienne. Elle avait eu la jaunisse étant enfant ;

il n'y avait du reste aucun antécédent de famille. Cette dame a eu quatre enfants qu'elle a nourris ; tout le temps de sa dernière grossesse qui date de quatre ans, et de l'allaitement, elle n'a pas eu de crise : elle n'a eu qu'une atteinte légère quinze jours après sa délivrance.

A son arrivée à Vichy, le 15 juin, elle est pâle, amaigrie, d'une grande impressionnabilité. Il existe sous les côtes, dans le triangle épigastrique droit, une matité qui dépasse de deux travers de doigt environ le rebord costal, avec hyperesthésie à la pression. La percussion et la palpation permettent de reconnaître à travers la paroi abdominale peu résistante, le rein droit qui n'est pas sensible à la pression....

Le 5 juillet, la malade a pris vingt bains et bu chaque jour quelques verres d'eau de la Grande-Grille; elle commence à éprouver un peu de fatigue des eaux et d'agitation. Son teint est plus clair, ses traits ne présentent plus autant la contraction pénible qu'ils offraient au début. La matité sous-costale est plus limitée; elle dessine assez nettement le fond arrondi de la vésicule biliaire, qui est insensible à la pression.

L'hiver se passa bien, mais au printemps de 1860, il y eut plusieurs récidives de coliques hépatiques, avec un état vertigineux qui fut combattu avec succès par les amers, les sucs d'herbes additionnés de crême de tartre et enfin d'eau de Vichy. — Une deuxième cure fut faite à Vichy au mois de juillet; et voici ce que j'appris de M. le docteur Laugier au mois d'avril 1861; la malade avait « de fréquentes douleurs gastro-hépatiques, de fréquentes dyspepsies, mais plus de crises hépatiques franches. » Une nouvelle cure a été faite l'été dernier...

Ces deux observations peuvent être rapprochées sous plusieurs rapports. Chez l'une et chez l'autre malade, les coliques hépatiques se sont arrêtées pendant la grossesse; mais chez la première, elles ont reparu fréquemment pendant l'allaitement, tandis que la seconde en est restée exempte durant cette période.

Chez l'une et chez l'autre, la percussion a indiqué, lors

de l'arrivée à Vichy, une matité assez difficile à limiter
dans l'hypochondre droit; à la fin de la cure, cet empâtement avait disparu ; chez la première, il ne restait que
de l'hypéresthésie limitée à la région de la vésicule : est-ce
ce réservoir qui, au début du traitement, était distendu
par une bile plus ou moins concrète, et qui s'est vidé lors
de la crise hépatique dont nous avons été témoin ? Chez la
seconde, qui, durant le traitement, n'avait pas éprouvé
d'accès, le fond de la vésicule faisait seul, à la fin de la
cure, une saillie bien manifeste au-dessous des côtes. On
observe très-souvent à Vichy ce résultat remarquable de
la disparition, après quinze ou vingt jours de traitement,
d'un engorgement plus ou moins considérable et plus ou
moins bien limité, soit du foie lui-même, soit de la vésicule biliaire.

Je citerai seulement en résumé le fait suivant:

Obs. 6. *Coliques hépatiques fréquentes; cessation complète pendant
une grossesse et un allaitement qui dure dix-sept mois.*

Une jeune dame me fut adressée par le même médecin au mois
de juin 1858 pour des crises fréquentes de la même maladie compliquée d'une affection utérine. Elle était accouchée sept mois auparavant. A son arrivée, je trouvai le col de l'utérus largement fendu,
un peu induré et sensible à la pression ; la marche sans le secours
d'une ceinture hypogastrique, était douloureuse. Le foie était
dans ses limites normales, seulement il y avait plus de sensibilité
dans l'hypochondre droit que du côté gauche. A la fin de la cure,
après que la malade eut pris trente-deux bains avec irrigations,
l'induration ainsi que l'hypéresthésie du col utérin avaient disparu...

Je ne revis plus la malade, mais M. Laugier voulut bien m'informer (avril 1861) que cette dame était guérie de sa maladie
de matrice. Il était survenu une nouvelle grossesse, pendant laquelle la santé s'était maintenue bonne, de même que pendant
l'allaitement qui durait depuis dix-sept mois. Avant la grossesse,

cette dame avait eu quelques récidives légères de coliques hépatiques; des menaces fréquentes de ces mêmes coliques avaient eu lieu, mais n'avaient point abouti. «Après le sevrage, ajoutait ce praticien distingué, je crains le retour de la maladie, parce que dans des conditions semblables, je l'ai constaté plusieurs fois. »

Pour ma part, je n'ai eu connaissance, relativement à l'influence de l'allaitement sur les manifestations de l'affection calculeuse du foie, que des trois faits précédents : dans l'un, les coliques hépatiques se sont reproduites fréquemment; dans le second, elles se sont arrêtées ; dans le troisième, elles ont paru légères, à de longs intervalles.

Quant à l'action favorable que paraît avoir exercée la grossesse, je possède un quatrième fait que je citerai plus loin (voy. obs. 50); c'est celui d'une dame atteinte de coliques hépatiques violentes depuis l'âge de vingt-cinq ans ; avant qu'elle eût suivi le traitement de Vichy, pendant toute la durée d'une seconde gestation, sa santé avait été très-bonne.

J'arrive à une série de faits où la grossesse semble avoir été le point de départ de la maladie ou du moins d'une récidive.

Obs. 7 [1]. *Apparition des coliques hépatiques au début d'une grossesse ; complication d'une affection utérine. Trois cures successives à Vichy ; dès la première, la malade n'a plus eu que des crises rares et légères. Guérison.*

Mme ***, du département de l'Ain, trente ans, blonde, assez replète, de tempérament lymphatique, a eu quatre couches, la dernière au commencement de 1855. Elles ont toutes été heureuses, Mme *** a nourri son troisième enfant. Sept ans auparavant, elle avait éprouvé une douleur sourde dans la région du foie. C'est

[1] J'ai donné le commencement de cette observation dans mon travail sur l'emploi des eaux de Vichy dans les *Affect. chron. de l'utérus*, p. 211, obs. 59.

au début de sa dernière grossesse qu'elle eut pour la première fois une *colique hépatique ;* les crises dès lors ont été très-rapprochées, les vomissements fréquents ; la dernière très-violente a eu lieu au mois d'avril. Après sa couche elle a commencé à ressentir aussi des douleurs dans le côté gauche du ventre et dans les reins, douleurs parfois très-vives.

A son arrivée à Vichy, le 30 juin 1855, le foie avait les dimensions normales; elle souffrait très-souvent de l'estomac; l'état général était néanmoins satisfaisant. Elle but successivement trois, puis six verres par jour d'eau de la Grande Grille et prit dix-huit bains.

Dans les derniers jours, elle éprouva de la lourdeur de tête, de la chaleur, une diminution d'appétit ; pendant le traitement, elle avait ressenti quelques pincements passagers dans le côté droit.

Cette cure l'avait beaucoup soulagée ; au printemps, à la suite de courses prolongées, les souffrances dans le bas-ventre reparurent avec du ténesme vésical.

Revenue à Vichy en juillet 1856, époque où je fus seulement informé de la complication utérine, je constatai un peu d'abaissement avec rétroflexion du col de la matrice ; le museau de tanche était gros, mou, béant comme aux derniers temps de la grossesse, indolore. Aux bains j'ajoutai des irrigations d'un quart d'heure ; après le vingtième bain, je trouvai le col à la hauteur normale, moins gros, qu'à l'arrivée.

Au mois de septembre suivant, la malade eut des crampes d'estomac très-fortes, qui cessaient aussitôt qu'elle s'étendait, elles augmentaient par le mouvement ; un mois de repos suffit pour les dissiper. Revenue à Vichy à la fin de juin 1857, cette dame m'apprit qu'elle avait eu deux petites crises de coliques hépatiques, légères pour l'intensité, mais assez longues ; elle avait éprouvé des nausées, sans vomissements, mais son teint était devenu jaune. Les douleurs dans les lombes avaient beaucoup diminué, toutefois la marche prolongée les réveillait encore.

Au mois de mars 1861, M. le docteur Dupré, de Bourg, voulut bien me donner sur sa cliente les renseignements suivants: « Elle se trouve aujourd'hui, m'écrivait-il, dans un état de santé satisfaisant sous tous les rapports, malgré quelques douleurs légères et passagères qu'elle ressent dans l'hypochondre droit, surtout lorsqu'elle se fatigue. Depuis sa dernière cure à Vichy, elle a repris de temps en temps l'usage de l'eau minérale transportée; elle n'a eu qu'une très-faible crise hépatique au mois de septembre 1860, pendant son séjour à la campagne. Cette dame rend quelquefois du sable urique, particulièrement quand elle a éprouvé de la fatigue ou une émotion vive. Depuis longtemps elle n'accuse plus aucune douleur dépendant de l'utérus; elle en a été complétement exempte depuis sa dernière couche, qui a eu lieu très-heureusement au commencement de 1860.

« L'unique fille de Mme *** vient de faire une maladie assez grave; sa mère s'est fatiguée et beaucoup préoccupée, sa santé n'en a pourtant subi aucune atteinte. »

OBS. 8. *Première attaque de colique hépatique pendant une grossesse; crises répétées; il s'en déclare une violente durant la première cure de Vichy; une seconde cure est faite l'année suivante sans que l'affection ait reparu; la malade en reste exempte quatre ans. Récidive; nouvelle cure suivie de trois ans d'immunité.*

Une dame de forte constitution, blonde, habitant Paris, éprouva la première colique hépatique à l'âge de vingt-huit ans, pendant une grossesse au mois de mai 1851. Les douleurs durèrent deux heures et se calmèrent instantanément après un vomissement; elles se répétèrent quinze jours après, et puis encore trois ou quatre fois jusqu'au mois d'octobre. A cette époque, elles prirent plus de gravité; elles augmentèrent de fréquence et de durée; elles étaient précédées et suivies d'une teinte ictérique légère, bien prononcée aux conjonctives. La malade fut très-souffrante tout l'hiver; les accès commençaient généralement à minuit et duraient cinq à six heures, avec des vomissements répétés de bile. Au mois d'aout 1852, elle partit pour Vichy. Pendant une excursion au milieu d'un orage, elle eut une crise violente; les cataplasmes très-chauds, qui souvent réussissaient à calmer les douleurs, furent sans effet; elles cessèrent dans la nuit, pour reparaître le lendemain et le surlendemain.

Cette secousse fut la dernière sérieuse; cette dame fut même une année entière sans éprouver le moindre malaise, et quand elle revint à Vichy, en juin 1853, ce fut uniquement pour obéir au conseil de son médecin. Les années suivantes se passèrent bien ; elle n'eut que de légères atteintes lorsque pendant l'hiver elle enfreignait un régime qui consistait à ne manger ni gibier ni salaisons.....

Quatre ans après cette seconde cure, en juin 1857, elle éprouva de nouveau quelques coliques ; elle revint à Vichy où je ne constatai aucune altération appréciable des organes digestifs. La cure ne fut signalée par aucun incident ; j'engageai toutefois la malade à ne pas tarder à reprendre l'usage de l'eau de Vichy ; comme sa santé resta bonne, elle oublia mon avis ; aussi, au mois d'août et de septembre 1860, éprouva-t-elle de nouvelles petites crises.

J'ai cité cette observation avec quelque détail, parce qu'elle offre comme un type des effets du traitement de Vichy sur l'affection calculeuse du foie. De nombreux faits, qui seront cités dans le cours de ce travail, montreront qu'après deux saisons consécutives de Vichy, les malades ont généralement plusieurs années d'immunité. A la première atteinte du mal, il importe qu'ils reprennent ce traitement, qui ne doit pas consister en une seule cure de trois semaines ; ce temps est évidemment insuffisant pour modifier d'une manière durable un trouble grave dans la fonction d'un organe aussi important que le foie.

Obs. 9. *Coliques hépatiques arrêtées par une cure de Vichy, et se reproduisant quotidiennement au début d'une grossesse ; au quatrième mois de la gestation, nouvelle cure pendant laquelle il se déclare une crise violente.*

Une dame de Trévoux, d'une très-bonne constitution, d'un coloris vif joint à un certain embonpoint, bien réglée, commença à éprouver à l'âge de vingt-trois ans des douleurs d'estomac, revenant par accès d'abord éloignés, puis plus rapprochés ; il s'y joignit des indigestions fréquentes s'accompagnant parfois d'une léger ictère. Au bout de dix-huit mois, vers le commencement de 1860, elle commença à maigrir sans que son médecin, le docteur Thie-

baut, pût découvrir de lésion d'organe. Elle vint faire cette même
année une première cure à Vichy ; le résultat de mon examen fut
entièrement conforme à celui de mon confrère ; je diagnostiquai
une gravelle biliaire. Durant tout l'automne et l'hiver, la santé de
la malade fut bonne ; elle semblait tout à fait rétablie, lorsque,
dans les premiers jours d'avril, il se déclara de nouvelles crises
très-violentes ; pendant dix jours elles revinrent quotidiennement.

Les règles avaient paru pour la dernière fois le 25 mars, et tous
les signes rationnels de la grossesse ne tardèrent pas à se présenter. Consulté le 9 juin sur l'opportunité d'une cure dans ces conditions, je n'hésitai pas à la conseiller, fort d'exemples semblables que je citerai plus loin. Le 5 juillet, cette femme, parvenue
au quatrième mois de la gestation, revint à Vichy avec l'apparence
d'une bonne santé. Le traitement fut repris et parfaitement supporté, lorsqu'au bout d'une dizaine de jours la malade fut prise
tout à coup d'une colique hépatique des plus violentes et des
mieux caractérisées ; elle dura toute une nuit avec les nausées et
les vomissements les plus pénibles. Cette violente secousse n'eut
aucun retentissement vers l'utérus, et le lendemain il ne restait
avec une teinte ictérique qu'une extrême lassitude. La malade reprit et acheva sa cure sans nouvel accident.

Au commencement de janvier 1862, l'accouchement se fit à
terme et heureusement. L'allaitement n'a pu être continué au delà
de trois mois, à cause de gerçures très-douloureuses aux mame-
lons, suivies d'abcès aux seins. « Ni avant ni depuis l'accouchement, m'écrivit M. Thiébaud, à la date du 1er mai, cette dame n'a
eu de dyspepsie, ni le moindre signe de colique hépatique. »

Je reviendrai plus loin sur le fait rare qui s'est présenté
ici, du retour quotidien des crises pendant dix jours ;
déjà Portal avait signalé cette forme périodique [1]. Ici la
circonstance de l'apparition des douleurs, au commencement d'une grossesse, pouvait porter à les considérer
comme une de ces névralgies sympathiques, qui s'ob-

[1] *Observations sur la nature et le traitement des maladies du foie.* Paris
1813, p. 184.

servent fréquemment au début de cet état. Mais elles étaient de même nature que celles que la malade avait éprouvées en dehors de la gestation, et pendant la cure j'ai assisté à la crise hépatique la mieux caractérisée. Je citerai plus loin, à la suite de l'obs. 50, le fait remarquable d'une malade très-nerveuse, profondément débilitée, chez laquelle les crises hépatiques ont également commencé à se produire pendant une cinquième grossesse.

Que conclure des faits que je viens d'exposer ? Peut-on, en les analysant, trouver l'explication de cette influence si différente que paraît avoir eue la gestation sur la production ou l'interruption des coliques hépatiques ? De quelles conditions dépendait chez quelques-unes de ces malades l'arrêt, chez les autres, le retour ou même l'apparition toute nouvelle de ces manifestations critiques ? Je n'en trouve la raison ni dans la constitution ni dans l'état de santé générale ; ainsi les sujets des obs. 8 et 9 étaient doués d'une constitution plus forte que ne l'est celle de la majorité des femmes, et l'on ne peut chercher à rattacher ce phénomène pathologique à un état de débilité, qui est une condition assez fréquente de la production de ces manifestations. S'il est impossible de rien conclure de ces faits, d'ailleurs peu nombreux, au sujet de l'influence de la grossesse sur le développement de la maladie, nous trouverons dans la circonstance d'un *accouchement récent* une cause occasionnelle plus manifeste.

OBS. 10. *Première colique hépatique à la suite de la première couche ; neuf ans après, une deuxième couche est suivie d'une fièvre d'accès, et les coliques reparaissent très-violentes et fréquentes. Complication d'une affection utérine ; trois cures consécutives à Vichy ; résultat très-satisfaisant.*

Mme B., de Bordeaux, trente-deux ans, petite, délicate, de tempérament bilieux, très-nerveuse, me fut adressée au mois d'août 1856. A l'âge de vingt ans, cette dame eut une première couche à la suite de laquelle elle éprouva une première attaque de colique hépatique. Neuf ans après, une seconde couche fut suivie d'une fièvre d'accès prolongée ; les coliques, qui s'étaient depuis longtemps arrêtées, reparurent et se reproduisirent fréquemment. En 1855, elle vint faire une première cure à Vichy. Depuis elle a eu souvent recours à l'eau de Vichy transportée. Néanmoins pendant l'année qui vient de s'écouler, elle eut jusqu'à vingt accès de coliques hépatiques ; le dernier, très-violent, a eu lieu il y a peu de jours. Ses digestions sont pénibles ; son urine dépose souvent un sédiment semblable à de la brique pilée.

La malade présente à son arrivée une teinte ictérique générale. Je constate au-dessous des fausses-côtes droites, un empâtement manifeste avec une matité mal limitée et de l'hyperesthésie qui occupe la base du thorax en ceinture et qui est plus marquée en arrière qu'en avant. Les douleurs que la malade éprouve en outre dans le bas-ventre me portent à rechercher l'état de l'utérus ; je constate une rétroversion avec une sensibilité vive au cul-de-sac postérieur, où le doigt rencontre une sorte de bourrelet rénitent (phlegmon péri-utérin). ....Une crise hépatique très-douloureuse se manifesta durant le traitement. Il en survint d'autres dans le cours de l'année.

La malade étant revenue à Vichy au mois d'août 1857, la percussion de l'hypochondre droit me fit reconnaître que le foie était dans ses limites normales, un peu sensible au toucher ; le rein droit était un peu tuméfié, également sensible à la pression des doigts. Les douleurs de bas-ventre avaient notablement diminué ; la rétroversion était moins prononcée, le bourrelet dans le cul-de-sac postérieur ne se sentait plus. — Durant la cure, la malade éprouva une nouvelle crise hépatique...

A la date du 28 mars 1861, son médecin m'écrivit que «le teint de Mᵐᵉ B. est excellent, sa santé générale très-bonne ; les douleurs hépatiques autrefois si fréquentes et si douloureuses qu'on avait pu craindre pour sa vie, sont devenues très-rares. »

Obs. 11. *Première colique à la suite de la deuxième couche; la maladie va en augmentant pendant sept ans jusqu'à une cure de Vichy faite au quatrième mois d'une grossesse; la santé reste parfaite jusqu'après l'accouchement qui est suivi de deux ou trois crises légères.*

Une dame (du Nord) petite, blonde, de tempérament lymphatico-nerveux, éprouva une première crise de coliques hépatiques à la suite de sa deuxième couche en décembre 1853. A partir de cette époque, la maladie, méconnue à ce qu'il paraît, alla toujours en augmentant jusqu'au mois de juin 1860, où cette dame se rendit à Vichy. Elle était alors enceinte de quatre mois; la percussion et la palpation ne révélaient aucune altération appréciable du foie. La cure ne présenta aucun accident; l'eau minérale en boisson comme en bains fut très-bien supportée; l'état général s'améliora sensiblement. La grossesse suivit son cours régulier, l'accouchement fut heureux. A la suite de cette couche, la malade eut « deux ou trois crises très-légères, » après lesquelles sa santé resta parfaite. Elle revint à Vichy au mois de juillet 1861 pour se conformer à mon avis; comme l'année précédente, la cure fut exempte de tout accident.

Durant l'automne suivant, cette dame a éprouvé de nouvelles douleurs dans le côté droit, d'un autre genre que les crises précédentes; « beaucoup moins fortes, elles duraient plus longtemps, plusieurs jours de suite; » de légers purgatifs les firent cesser.

Dans les deux observations qui précèdent, l'influence fâcheuse de l'état puerpéral sur la production des coliques hépatiques semble bien manifeste. Chez le premier sujet, c'est une première couche qui est le point de départ des accidents hépatiques; ils cèdent à un traitement, et ne reparaissent que neuf ans après, à la suite d'une deuxième couche, à l'influence débilitante de laquelle s'était encore jointe celle d'une fièvre d'accès prolongée. Chez le sujet de l'obs. 11, c'est à la deuxième couche que remontent les premiers accidents hépatiques; les crises augmentent de fré-

quence et d'intensité jusqu'au moment de la cure de Vichy;
elles cessent alors pour ne reparaître que fort amoindries,
il est vrai, après un nouvel accouchement. Je citerai plus
loin les observations, remarquables à d'autres titres, de
femmes dont les coliques hépatiques ont eu le même point
de départ; ainsi le sujet de l'obs. 45 a ressenti la première
crise, à l'âge de vingt-sept ans, à la suite d'une couche.
Une dame chez qui l'affection calculeuse du foie a offert
un degré de gravité tout à fait insolite, a éprouvé la première crise violente après un accouchement compliqué
d'accidents graves. Enfin, dans le fait suivant, c'est une
fausse couche qui a ramené les crises dont la malade était
exempte depuis plusieurs années.

Obs. 12. Mme ***, de Bayonne, était venue à Vichy pour des coliques hépatiques, en 1852 et 1853. Depuis ce traitement, elle
n'avait plus eu de crise sérieuse. Dans l'hiver de 1857, elle fit une
fausse couche, à la suite de laquelle elle eut, à un mois de distance, trois attaques de coliques des plus violentes; celles-ci pourtant n'ont pas amené d'ictère comme il arrivait autrefois.

A l'examen de la région hypochondriaque droite, je trouvai tout
ce côté dur, empâté; le foie débordait de plusieurs travers de doigt
les fausses côtes..... A la fin de la cure, l'engorgement avait
presque entièrement disparu.

Les observations que je viens de citer et quelques faits
analogues me semblent établir, pour l'affection qui nous
occupe, l'influence défavorable d'une couche, lorsque
surtout celle-ci présente des complications. Une seule exception m'a été présentée par la malade de l'obs. 43, qui,
depuis l'âge de seize ans, avait eu de fréquentes coliques
hépatiques jusqu'à sa première couche; pendant l'intervalle
de cinq mois qui a séparé l'accouchement et la deuxième
grossesse, elle n'eut pas une crise. La compression qui
s'exerce pendant la gestation sur tous les organes abdominaux, sur le foie en particulier, doit nécessairement gêner

plus ou moins le cours et la libre excrétion de la bile ;
c'est là, comme nous l'avons dit, une circonstance favorable à la formation des calculs biliaires. Lorsque, par
le fait de l'accouchement, cette compression cesse, il est
naturel que les concrétions, trouvant une issue plus facile
que durant la gestation, déterminent plus aisément les
coliques hépatiques, symptomatiques de leur expulsion.

La ménopause ne m'a paru avoir d'influence ni pour
la production ni pour la cessation de ces crises. D'après
Sœmmerring [1], cette époque favoriserait la formation des
concrétions biliaires. Si pour un certain nombre de mes
malades, l'âge critique a été le point de départ de l'affection, pour d'autres la cessation des crises a coïncidé avec
celle du flux menstruel.

On a pu voir par les obs. 9 et 11 que la cure de Vichy
avait été suivie impunément par des femmes en état de
grossesse, bien que, chez la première, il se fût déclaré,
comme il arrive souvent à Vichy chez les sujets affectés de
calculs biliaires, une crise de colique hépatique très-
violente. Comme la transmission héréditaire de cette maladie est mise hors de doute, il importe, dans l'intérêt
du fœtus, que l'on cherche à modifier, si ce n'est avant,
du moins pendant la gestation, l'organisme de la mère
par le traitement le plus rationnel et le plus efficace que
l'on puisse opposer à cette affection.

Chez deux autres femmes, j'ai constaté la même inno-
cuité de cette médication appliquée pendant la grossesse.

Une jeune dame de l'Allier, d'une bonne constitution,
enceinte de quatre mois, vint à Vichy en 1856 pour des
coliques hépatiques d'une intensité extrême et qui dataient
de huit mois. Le foie avait ses limites normales, mais la
région hépatique était sensible au toucher ; la digestion se

---

[1] *Recherches sur les concrétions biliaires du corps humain*, trad. du lat. par
le docteur Rémond, 1811, p. 26.

faisait assez bien ; le fond de l'utérus remplissait l'hypogastre. Cette dame suivit sa cure, consistant en bains
quotidiens et en cinq verres d'eau de la Grande-Grille, sans
éprouver le moindre accident.

Je citerai plus loin l'observation (n° 75) d'une autre
femme qui fit sa première cure au cinquième mois d'une
grossesse, et qui n'en éprouva, ni pendant ni après le traitement, aucun inconvénient ; l'accouchement se fit à terme
et heureusement.

Les coliques hépatiques sont fréquemment *consécutives
à des affections du foie.*

L'engorgement des canaux biliaires d'où provient la colique hépatique, dit Portal [1], peut être occasionné par la
pléthore des vaisseaux sanguins du foie, par l'inflammation de ce viscère, par des obstructions diverses. Les maladies du foie, dit à son tour M. Fauconnean-Dufresne [2],
ne doivent pas être sans influence sur la production des
cholélithes, la bile subissant alors des altérations diverses.

En voici deux exemples :

OBS. 13. *Dyspepsie, douleur sourde à l'épigastre pendant plusieurs
années. La douleur s'étend à l'hypochondre droit. Symptômes répétés d'hépatite subaiguë. Violente crise de colique hépatique accompagnée d'une inflammation aiguë du foie ; hypertrophie consécutive.
Trois cures de Vichy. Guérison.*

Une dame d'une quarantaine d'années, d'une forte constitution,
d'un embonpoint remarquable, me fut adressée en 1859, par M.
le docteur de Confévron, de Langres, pour une maladie dont le
début remontait à plusieurs années : « Un trouble passager dans
les digestions, à peine remarqué par la malade, puis une douleur
sourde à l'épigastre furent pendant longtemps les seuls symptômes
de la maladie. Puis la douleur devint plus continue, gravative,

---

[1] *Observat. sur la nature et le traitem. des mal. du foie*, p. 185.
[2] *Précis des mal. du foie*, p. 307.

3

s'étendit à l'hypochondre droit, avec des irradiations à l'épaule du même côté, aux lombes ; elle détermina de la gêne dans la marche et de l'essoufflement. Cette douleur prit parfois un caractère plus aigu, elle s'accompagna de fièvre avec inappétence et teinte ictérique très-prononcée des urines. Il n'y avait plus de doute sur l'état d'inflammation chronique du foie avec exacerbations momentanées ; la malade résista au conseil que je lui donnai l'an dernier de se rendre à Vichy.

« A la fin de janvier 1859, sans cause bien appréciable, elle fut prise subitement d'une violente colique hépatique, avec vomissements bilieux, sensibilité extrême à la pression de toute la région du foie, état fébrile, anorexie, et tout le cortége des symptômes d'une hépatite suraiguë, teinte ictérique de la peau, des urines etc. Cette maladie ne céda qu'à un traitement antiphlogistique assez sévère et à un régime de plusieurs semaines. Depuis lors, la palpation et la percussion firent reconnaître un développement assez prononcé de l'organe malade, lequel a successivement diminué. La marche, les secousses d'une bonne voiture, du chemin de fer y réveillent encore une sensibilité anormale. L'appétit est bien conservé et les digestions sont bonnes ; mais la malade est obligée à une réserve extrême pour la quantité et le choix des aliments. »

A son arrivée à Vichy le 2 juin, je constatai que la région hépatique était encore très-sensible au toucher, mais le foie ne paraissait pas déborder les fausses côtes. La cure fut suivie sans la moindre difficulté ; dès les premiers jours l'appétit augmenta et la digestion se fit mieux que par le passé..... Une nouvelle cure fut faite l'année suivante ; et à la date du 30 mars 1861, M. de Confévron m'écrivait :

« Les eaux de Vichy ont eu sur l'affection calculeuse du foie, dont Mme *** était atteinte, les plus heureux résultats. Depuis janvier 1859, époque où elle éprouva la crise la plus violente, rien de semblable ne s'est manifesté. Il existe bien encore quelques douleurs sourdes, qui reparaissent de temps en temps dans la région du foie à la suite de fatigue, de voyages, de secousses de voiture. Mais aucune colique hépatique proprement dite n'est revenue depuis. »

Au mois de juin 1861, Mme *** vint faire une nouvelle saison

pendant laquelle elle ne présenta plus aucun symptôme de son ancienne affection.

OBS. 14. *Après une couche il se déclare une hépatite grave qui est
suivie de coliques hépatiques avec émission de calculs. A la suite
d'un traitement alcalin, les crises cessent, la digestion s'améliore
momentanément; mais il reste une irritation gastro-hépatique, qui
n'est pas combattue; le moindre écart de régime suffit pour ramener de l'hépatalgie.*

Une femme de la campagne, âgée de vingt-six ans, fit à la suite
d'une couche une maladie grave; elle présenta tous les signes
d'une hépatite aiguë. Celle-ci fut suivie de coliques hépatiques;
des calculs furent rendus par les selles. La malade fut soumise
pendant un an à l'usage du bicarbonate de soude. Depuis, elle
n'eut plus de crise, mais elle souffrit fréquemment du côté droit,
ses digestions restèrent difficiles... Au bout de six ans, elle vint à
Vichy en 1857; elle avait alors un ictère d'origine récente; le foie
n'était pas développé, mais il existait un point douloureux sous
les fausses côtes, où l'on sentait la vésicule biliaire légèrement
distendue...

L'ictère disparut rapidement, la digestion s'améliora notablement; l'engorgement vésiculaire céda aussi. Je recommandai fortement à la malade de répéter la cure dès la saison suivante. Elle
ne put le faire, et au mois d'avril 1861 elle m'écrivit qu'elle avait
toujours de mauvaises digestions : « Je ne puis, disait-elle, manger ni sauce ni ragoût, sans avoir de suite de grandes douleurs
de tête et bien mal au côté. Je suis plus indisposée depuis une
quinzaine de jours; mais c'est la saison d'où date ma maladie, et
à cette époque je suis toujours plus fatiguée... »

Au sujet de la complication de l'affection calculeuse
du foie avec le rhumatisme, je citerai encore le fait d'une
dame, chez qui les coliques hépatiques avaient été précédées d'une véritable hépatite aiguë. Et, réciproquement,
l'on verra que l'inflammation du foie peut être la conséquence des crises calculeuses, ainsi qu'il est arrivé chez
la première des deux malades que je viens de citer; cette

dame était prédisposée à cette exacerbation par l'état de phlegmasie chronique de ce-même organe. La seconde, chez laquelle une irritation gastro-hépatique chronique avait succédé à l'hépatite aiguë, a peut-être abusé du bi-carbonate de soude. Les douleurs hépatiques que rame-nait immédiatement l'usage de certains aliments, me pa-raissent appartenir à cette variété de l'hépatalgie que M. Beau a distinguée avec raison de la colique hépatique calculeuse.

Dans un grand nombre des observations que j'ai re-cueillies, j'ai pu constater une tuméfaction plus ou moins grande du foie. Si cette tuméfaction peut souvent être considérée comme consécutive à la lithiase et dépen-dant de l'irritation vive qu'a déterminée l'arrêt des con-crétions dans les voies biliaires, il est évident que, dans un certain nombre de cas, c'est le contraire qui a lieu. Les coliques hépatiques ont suivi l'engorgement; celui-ci a-t-il produit la précipitation des matériaux qui ont formé les concrétions? Il est permis de le supposer, lorsqu'on réfléchit, d'une part, que les éléments de la bile ne sont pas à l'état de combinaison, mais seulement en suspen-sion dans ce liquide, et, d'autre part, que la compression exercée sur les canaux biliaires par le parenchyme hépa-tique hypertrophié, doit facilement produire, par la diffi-culté qu'elle apporte à l'excrétion de la bile, la désagréga-tion de ses éléments. Au chapitre des *Symptômes*, en traitant des complications, je reviendrai sur ces faits.

La colique hépatique peut provenir d'*affections diverses de l'estomac et des intestins*. Elle peut dépendre, d'après Portal (l. c., même page), de la compression du canal cholédoque par diverses causes, par l'inflammation de l'estomac, du duodénum et des autres intestins. Lorsqu'il s'agit d'une affection de l'estomac, il y a sans doute un autre élément étiologique à faire intervenir, à savoir l'altération qu'elle produit dans les matériaux de la digestion et par suite dans la composition de la bile.

Obs. 15. *Colique hépatique consécutive à une gastro-entérite chronique.*

Une demoiselle de l'Isère, d'un âge mûr, me fut adressée en 1858 par le docteur Laugier, pour des coliques hépatiques qui s'étaient déclarées depuis quelques années. Depuis dix ans, la malade souffrait d'une irritation à peu près permanente de l'estomac et de l'intestin, irritation qui passait très-facilement à l'état sub-aigu. Pour le moindre écart de régime et assez souvent sans raison apparente, il survient encore une rougeur vive à la langue, de la soif, de la fièvre, du dégoût pour les aliments et des difficultés de digestion. Ces symptômes durent quelquefois longtemps à l'état subaigu et ne s'éteignent que difficilement. Cet état a succédé à une fièvre muqueuse. Il présenta, il y a huit ans, assez de gravité pour que M. Bouchacourt, appelé en consultation, et le médecin traitant aient craint une lésion organique... L'an passé, une recrudescence vive de cet état persista presque tout l'été et empêcha la malade de se rendre à Vichy.

A son arrivée, le 15 juillet 1858, je ne constatai aucune lésion appréciable soit de l'estomac, soit du foie. La langue présentait seulement à sa pointe une rougeur vive des papilles. Le traitement très-modéré fut bien supporté.

La malade revint le 1er juillet 1859; les digestions s'étaient améliorées; les coliques hépatiques étaient devenues bien moins fréquentes et moins vives. La palpation attentive de l'abdomen ne me fit reconnaître aucune altération d'organe; le traitement fut repris et suivi sans difficulté.

Voici ce que j'appris ensuite de M. Laugier : « Pendant trois mois après le retour des eaux, la malade éprouva un soulagement marqué; puis il y eut aggravation des symptômes gastro-hépatiques. Vers le commencement de 1860, il se déclara un ictère qui ne céda plus; et trois mois après, la malade succomba avec tous les signes rationnels et physiques d'un *cancer du pylore.*

Les coliques hépatiques ont encore été observées à la

suite d'*affections diverses* qui n'ont pas avec l'affection calculeuse du foie de rapport de causalité bien appréciable. Elles
sont, dit Portal , une suite fréquente des *fièvres continues*.
Dans quelques cas, qui se sont présentés à notre observa-
vation, elles étaient survenues à la suite de *pneumonie*, de
choléra. De ce que nous ne voyons entre ces affections et
la lithiase biliaire aucun rapport de cause à effet, s'ensuit-il qu'il n'en existe pas? Savons-nous quelles sont les
altérations que la bile peut subir dans ces maladies? Le
sédiment abondant que présente l'urine dans bien des
fièvres et des phlegmasies, indique la perturbation profonde qui a lieu dans la fonction de nutrition, dans le
fonctionnement du foie, devais-je dire, s'il est vrai, comme
nous le verrons plus loin, que l'acide urique prend nais-
nance dans cet organe. Savons-nous si la bile elle-même
ne subit pas de modifications qui tendent à produire la
précipitation de quelques-uns de ses matériaux? C'est à la
médecine comparée, à la physiologie pathologique à nous
instruire; peut-être les enseignements que cette dernière
science nous fournira, permettront-ils d'expliquer la relation encore inconnue, qui peut exister entre ces deux
ordres de faits.

OBS. 16. *Colique hépatique consécutive à une fièvre typhoïde.*

Une dame habitant Vienne souffrit, au mois de décembre 1857,
d'une dyspepsie à laquelle se joignit bientôt de la fièvre ; puis
enfin survinrent tous les symptômes d'une fièvre typhoïde qui
dura trois septenaires. La convalescence semblait commencer
lorsque tout d'un coup apparurent les accidents d'une forte colique hépatique : douleur vive à l'épigastre, vomissements, vomi-
turitions, léger ictère et développement de la vésicule du fiel. À
cette crise succédèrent les symptômes d'une hépato-duodénite
subaiguë, et cette dernière persista plus d'un mois avec des alternatives de recrudescence et d'amélioration. Lors même que la
santé fut rétablie, on sentait encore sous les fausses-côtes droites

soit la vésicule distendue, soit une portion du lobe droit augmenté de volume. Précédemment déjà, la malade avait souffert à deux reprises, d'accidents dyspeptiques avec fièvre, de fièvre muqueuse comme elle l'appelle.... Elle vint à Vichy en juillet 1858.

Le traitement eut un résultat satisfaisant immédiat tant pour les digestions qui se firent mieux, que pour la santé générale.

Au mois d'avril 1861, M. Laugier m'informa que «cette dame était complétement guérie des crises violentes qui s'étaient manifestées à diverses reprises avant la cure de Vichy; plusieurs fois elle a éprouvé quelques malaises qui lui ont fait craindre le retour des coliques hépatiques; et dans ce cas toujours un purgatif a soulagé ou emporté le mal.»

OBS. 17. *Colique hépatique consécutive à une pneumonie.*

Dans le cours de l'année 1857, M. *** de Clermont, fut atteint d'une pneumonie centrale. L'été venu, on lui conseilla une saison au Mont-Dore; après cette cure, la toux et l'expectoration qui avaient persisté, disparurent complétement. Mais depuis cette époque, des accidents de dyspepsie se manifestèrent; les digestions devinrent pénibles, s'accompagnant d'éructations acides. L'année suivante, à deux ou trois reprises, le malade fut atteint de violentes douleurs épigastriques, irradiant vers le côté droit. Ces crises ont présenté à MM. Tixier et Auclair tous les caractères des coliques hépatiques. Ils conseillèrent une cure de Vichy, qui fut faite au mois de juin 1858. Au mois de mars 1861, M. Auclair m'informa que «depuis longtemps, M. *** (qu'il voyait souvent) ne s'est plus plaint du foie. Il était retourné à Vichy sans qu'il eût d'accidents à combattre et sans prendre avis d'aucun médecin.»

Chez le sujet de l'obs. 72, l'affection calculeuse débuta également à la suite d'une pneumonie.

OBS. 18. *Colique hépatique à la suite d'une attaque de choléra.*

Une dame de Lyon, âgée de quarante ans, bien portante jusque-là, sans antécédent d'affection hépatique dans sa famille, éprouva pour la première fois, à la suite d'une violente attaque de choléra, des névropathies diverses, une névralgie faciale et enfin des co-

liques hépatiques. La pensée d'une hépatalgie purement névralgique devait se présenter; mais la malade a rendu à différentes
reprises des calculs biliaires mêlés aux évacuations alvines, et à
son arrivée à Vichy (juillet 1855), je constatai sous les premières
fausses-côtes, dans le triangle épigastrique droit, de la matité
jointe à de l'hyperesthésie. Les digestions étaient assez bonnes.

Au rapport de son médecin, la maladie n'aurait pas eu
d'autre origine qu'une attaque très-grave de choléra chez
le sujet de l'obs. 63.

Chez un certain nombre de malades les coliques hépatiques ont paru à la suite d'*affections utérines.*

L'obs. 10 que j'ai citée plus haut, a déjà montré un
exemple de coliques hépatiques survenues, pour la première fois, chez une femme de vingt ans, à la suite d'une
première couche, et neuf ans après, une récidive à la
suite d'une deuxième couche, compliquée d'une affection
utérine (rétroversion avec phlegmon péri-utérin).

Dans mon travail sur l'*Emploi des eaux de Vichy dans
les affections utérines,* j'ai cité, p. 95, le commencement
d'une observation que je vais compléter.

OBS. 19. *Métrite avec antéversion datant de quatorze ans; complication de coliques hépatiques et de gravelle urique ; âge critique. Deux
saisons de Vichy; les coliques hépatiques cessent à la suite de la
première. — Quatre ans après, excision d'un polype utérin suivie
d'hémorrhagies abondantes; retour des coliques ; émission de calculs
biliaires.*

Mme X. (du département de l'Oise), quarante-cinq ans, grasse,
molle, lymphatique, est venue faire une première cure à Vichy en
1855, sous la direction de M. Petit, pour des coliques hépatiques
datant de quelques années. Elle a rendu un petit calcul formé surtout de cholestérine.

Elle revient le 20 juin 1856 (depuis la première saison, il ne
s'est plus déclaré de véritables coliques). Mais la malade m'apprend

en outre qu'elle souffre d'une maladie de matrice depuis treize à quatorze ans; en deux ans, elle a eu trois couches dont une double; elle attribue cette maladie à une chute qu'elle a faite sur les reins. Elle a subi bien des traitements; on l'a cautérisée pour des végétations du col de l'utérus.

La malade présente tous les signes de l'anémie : teint jaune, pâleur extrême des muqueuses, gastralgie. La palpation de la région hypochondriaque droite et de la région rénale n'offre aucune altération appréciable du foie ni des reins. Mme X. accuse de la douleur à la pression sous les dernières fausses-côtes du côté droit. Elle rend quelquefois avec l'urine, du sable rouge (que j'ai reconnu être formé par de l'acide urique). Elle souffre dans les lombes ainsi que dans l'aine droite; la marche est pénible. Au toucher, je trouve le col de l'utérus en arrière haut, assez gros, dur, sensible; les bords de l'orifice sont largement écartés; le corps se sent en avant et à droite.

Je fais prendre successivement vingt-cinq bains avec irrigations d'un quart d'heure durant le bain. L'eau de la Grande-Grille, mal supportée par la malade, a été remplacée par celle de l'Hôpital, associée à l'eau Lardy. A la fin de la cure, elle éprouve quelque fatigue; les digestions qui étaient devenues bonnes, commencent à ne plus l'être. Quant aux douleurs dans les reins et dans l'aine, elles ont diminué; les flueurs blanches qui étaient abondantes ont cessé; Mme X. dit qu'elle se sent dégagée à l'intérieur. Les palpitations sont moins vives. Au toucher, je trouve le col de l'utérus dans la même situation, encore dur et largement ouvert.....

En raison de l'état phlegmasique persistant, la médication de Vichy (ainsi que je l'ai fait voir par de nombreuses observations) ne devait pas exercer sur l'affection utérine une action aussi favorable que dans les cas d'engorgements non inflammatoires : j'omets les détails qui s'y rapportent.

Mme X. revint à Vichy le 27 juillet 1859. Elle avait subi cette année l'excision d'un polype utérin, à la suite de laquelle elle avait éprouvé des pertes considérables qui l'avaient beaucoup fatiguée, et il s'était déclaré de nouvelles coliques hépatiques, suivies de l'expulsion de nouveaux calculs. La malade m'en présente quelques-uns; ils sont à facettes, et ont à peu près le volume d'une noisette. « Évidemment, me marquait M. Bazin, une route artificielle leur a été ouverte entre la vésicule et l'intestin, par suite d'une adhérence contractée entre le cul-de-sac du réservoir biliaire et l'extrémité droite du colon transverse. »

La malade était pâle, avec la muqueuse labiale complétement décolorée, hors d'haleine au moindre mouvement, digérant mal. Je prescrivis les eaux avec modération : trois bains par semaine de quinze à vingt minutes de durée, à 32 degrés C.; quatre ou cinq demi-verres par jour d'eau Lardy. Le traitement fut assez bien supporté ; au bout d'un mois, la malade avait repris un peu de force et son teint s'était légèrement coloré.

A la suite d'accidents fébriles avec apparence typhoïde, il fut rendu le 17 septembre de la même année, un gros calcul à facettes ; depuis cette époque, m'écrivait M. Bazin à la date du 1er avril 1861, plus rien de semblable n'a eu lieu et Mme X. se trouvait en bonne santé.

OBS. 20. *Métrite chronique avec antéversion. — Obésité. — Coliques hépatiques.*

Une dame de Nancy, quarante-deux ans, obèse, de tempérament lymphatico-sanguin, vint à Vichy pour la première fois le 10 juin 1857, atteinte, comme la précédente, d'une affection utérine ancienne qui s'était déclarée à la suite d'une couche. Des accidents névropathiques divers éclatèrent successivement; il s'y joignit de la dyspepsie et des coliques hépatiques; des calculs biliaires ont été recueillis dans les selles. Cette dame était allée cinq années de suite aux eaux de Plombières, où elle passait dans la piscine jusqu'à dix heures par jour; elle dit en avoir retiré du soulagement.

A son arrivée à Vichy, je constate l'état suivant : le col de l'utérus volumineux est situé si haut en arrière, que le doigt l'atteint avec peine ; on sent à sa face antérieure une portion indurée, douloureuse au toucher; au spéculum, elle se montre sous forme d'une bosselure bleuâtre, au-dessous de laquelle une rougeur assez vive s'étend jusque vers l'orifice du museau de tanche qu'on aperçoit incomplétement. La vulve, qui est le siége d'une sensation habituelle de brûlure, est rouge et tuméfiée. L'abdomen tout

entier, très-développé, est tendu, sensible à la pression. Au-dessous des fausses côtes droites, il existe une matité difficile à limiter et qui dépasse de un à deux travers de doigt le rebord costal.
(Je prescris les bains de piscine et l'eau de la Grande-Grille en
boisson.)

Au bout de quelques jours il se déclare une crise qui consiste
en des douleurs partant de l'hypochondre droit et irradiant en
ceinture autour de la base du thorax, accompagnées de vomituri-
tions. (Je prescris 30 grammes de sulfate de soude, qui déterminent plusieurs selles bilieuses, et le rétablissement est complet.)

..... Quand la malade eut pris vingt-cinq bains et bu chaque jour
six verres d'eau minérale, la matité sous-hypochondriaque avait
disparu ; le col de l'utérus était plus accessible au doigt ; la bosselure bleuâtre avait disparu et la rougeur voisine avait diminué.
Les élancements dans les cuisses, les douleurs de reins et le prurit
vulvaire persistaient.

Cette dame revint l'année suivante, ayant retiré, dit-elle, de sa
cure un soulagement marqué; elle n'avait eu que des crises hépatiques légères.

Obs. 21. *Antéversion considérable avec engorgement du col utérin,
à la suite d'une fausse couche. Diathèse arthritique ; névropathies
diverses, qui revêtent souvent le type intermittent. Défaut d'exercice, obésité. — Trois mois après une cure de Vichy, éclatent des
coliques hépatiques qui reviennent périodiquement ; insuccès de la
quinine ; deux mois après, une deuxième crise présente le même
caractère.*

Une dame très-nerveuse, de constitution lymphatique, ayant
présenté antérieurement quelques symptômes herpétiques ainsi
que des accidents rhumatismaux, ayant eu plusieurs enfants, avait
fait une fausse couche à l'âge de quarante-deux ans. Depuis cette
époque (1853), elle avait commencé à souffrir d'une affection
utérine, caractérisée par une antéversion avec engorgement considérable de l'utérus et ulcération à la lèvre inférieure. A cette
affection s'était lié, m'écrivait son médecin, un état d'irritation
de l'ovaire droit, se propageant jusqu'au foie, qui s'était légère-

ment engorgé; il en était résulté une congestion veineuse de tout le système abdominal. L'approche de la ménopause pouvait aussi rendre compte de symptômes congestionnels tantôt vers la tête, tantôt vers d'autres points, et consistant en bouffées de chaleur, étouffements, palpitations. Ces accidents se compliquaient fréquemment d'une fièvre intermittente et de névralgies pour lesquelles on avait prescrit la quinine en grande quantité. Empêchée par l'affection utérine, Mme *** ne prenait presque pas d'exercice corporel, aussi l'embonpoint auquel elle était prédisposée, avait-il notablement augmenté malgré ses souffrances; douée d'ailleurs d'une imagination vive, elle avait eu de fortes préoccupations et de grandes peines morales.

A son arrivée à Vichy, le 15 juin 1859, je constatai une antéversion considérable de l'utérus, dont le col tuméfié était presque hors d'atteinte du doigt. A travers la paroi abdominale extrêmement épaisse et l'empâtement de tous les tissus, il me fut difficile de bien préciser les limites du foie, mais cet organe ne me parut point augmenté de volume. L'appétit était peu développé, la digestion assez bonne...

Cette dame fit une cure assez irrégulière; ne sortant guère à pied, elle se faisait apporter le matin un verre ou deux d'eau minérale. — Aux bains j'avais joint les irrigations... Il ne survint d'ailleurs aucun incident notable pendant ce traitement, à la fin duquel (13 juillet) la paroi abdominale était plus souple; la tuméfaction du col de l'utérus avait diminué, et le toucher permettait de mieux circonscrire cet organe, insensible à la pression du doigt.

Après son départ des eaux, cette dame fut atteinte successivement de névralgies dentaire, temporale, intercostale, revenant toujours par accès périodiques et que l'on combattit par le valérianate de quinine. Le 11 octobre, au milieu de la nuit, elle fut prise d'une douleur aiguë dans l'hypochondre droit, s'irradiant vers l'épigastre, l'omoplate et l'épaule du même côté et s'étendant même jusqu'à l'hypochondre gauche. Toutes les quelques minutes il survenait des paroxysmes au milieu desquels la malade se tordait, implorant du secours; il y eut plusieurs vomissements; la palpation de l'hypochondre droit était douloureuse, le pouls

nerveux, sans caractère fébrile. La crise dura trois heures. Le
lendemain matin, la malade était très-abattue, la douleur de l'hypochondre persistait. La nuit suivante, à minuit, Mme *** se réveille et sent la douleur sous les côtes « un peu plus vive. » Le
lendemain, à la même heure encore, même symptôme. Le 14 on
prescrit le valérianate de quinine, *qui avait réussi dans les névral-*
gies précédentes. Dans la nuit du 15 au 16, il survient un nouvel
accès aussi douloureux et aussi long que celui du 11. Dès lors, il
ne se passa presque pas de nuit sans que la malade s'éveillât à minuit avec une sensation douloureuse toujours dans la même région; on remplace le valérianate par le sulfate de quinine. Néanmoins, dans la nuit du 21, un nouvel accès se reproduit « *le*
plus long et le plus douloureux de tous; il dura quatre heures. » Le
sulfate est continué; à partir du 27, on prescrivit la codéine; un
mieux sensible s'était déclaré, et à dater de ce jour il n'y eut plus
d'accès.

Mais vers la fin de décembre, à la suite d'une petite excursion
en chemin de fer, une nouvelle crise eut lieu, en tout semblable à
la précédente. De fortes doses de sulfate de quinine furent admi-
nistrées en vain; après une série d'accès contre lesquels « tous les
moyens successivement mis en usage échouèrent, » la malade revint à son état habituel. M. le docteur Gubler, appelé en consultation, n'hésita pas à confirmer le diagnostic que j'avais porté tout
d'abord, de calculs biliaires. J'ai appris depuis qu'on avait trouvé
dans la matière des selles des grains de sable formé de cholestérine.

Si j'ai rapporté cette observation avec quelque détail,
c'est parce qu'elle a donné lieu à des interprétations contradictoires; et, malgré tout, le médecin habituel de la
malade est demeuré convaincu que sa cliente était atteinte
d'une névralgie hépatique, indépendante de la lithiase biliaire [1]. Je reviendrai plus loin sur ce fait au chapitre de la
Symptomatologie, me bornant ici à signaler l'insuccès, dans

[1] Voy. la note publiée à ce sujet, *Gaz. médic. de Strasbourg,* 1861, n° 7,
p. 129.

cette dernière crise, de la médication antipériodique qui avait réussi dans les *névralgies* précédentes ; cet argument seul suffirait à prouver que les crises qui ont éclaté à la suite du traitement de Vichy étaient d'une nature différente des premières. De nombreux faits montreront, dans le cours de ce travail, combien il est fréquent que les coliques hépatiques suivent de plus ou moins près l'administration des eaux de Vichy. Ces crises, qui surviennent assez souvent six semaines, deux ou trois mois après la cure, comme on vient d'en voir un exemple, se déclarent parfois durant le traitement. Les eaux semblent dans ce cas, comme a dit M. Petit[1], « en excitant la vitalité de tout l'appareil excréteur de la bile, servir à en expulser les calculs. » En voici un exemple curieux :

OBS. 22. *Affection utérine ; dyspepsie consécutive ; la première colique hépatique se déclare à Vichy le neuvième jour de la cure.*

Une jeune dame, des Vosges, de bonne constitution, avait commencé à souffrir à la suite d'une couche, de douleurs dans le bas-ventre et dans les reins ; plusieurs traitements avaient été faits inutilement ; la marche était très-pénible ; aussi la malade prenait-elle fort peu d'exercice. Peu à peu les digestions languirent et elle éprouva par moments, des douleurs vagues dans l'hypochondre droit.

A son arrivée à Vichy le 5 juin 1857, je constatai que le col de l'utérus un peu tuméfié était porté assez haut en arrière ; le corps de l'organe ne se sentait pas en avant. Le foie me parut être dans ses limites normales. — Le traitement commencé le jour même, fut suivi sans difficulté, lorsque le neuvième jour, Mme *** *éprouva tout à coup une douleur très-vive*, comme elle n'en avait pas eu encore, *sous les fausses côtes droites ;* et bientôt elle sentit en cette région une petite grosseur, dont je constatai à mon tour la présence. Cette bosselure parfaitement arrondie, de la grosseur d'une noix, rénitente, sensible à la pression, était superficiellement située dans

[1] *Du mode d'action des eaux de Vichy*, p. 119.

la région de la vésicule; reliée au foie par une sorte de col, elle dessinait nettement le fond de cette poche distendue. — La douleur ne dura que quelques heures; les jours suivants, elle ne reparut point. J'avais recommandé de conserver avec soin et pendant plusieurs jours la matière des selles; l'examen des déjections, difficile surtout à pratiquer dans un hôtel, ne fut pas fait exactement. Ce qui est certain, c'est que le 20, quand je palpai de nouveau la région hypochondriaque, la grosseur précédemment observée avait complétement disparu.

Aux cinq observations que je viens de citer, je pourrais ajouter celle d'une jeune dame, pâle, grande, délicate, atteinte, comme celles dont j'ai précédemment parlé, d'une tuméfaction du col de l'utérus avec antéversion des plus prononcées; la matrice était dans une situation complétement horizontale. Cette maladie avait été suivie de violentes coliques hépatiques. A la suite d'une première cure faite en 1855, et qui s'était composée de trente et quelques bains, les coliques s'étaient arrêtées. Il ne restait que des douleurs sourdes dans la région hépatique, qui revenaient particulièrement au moment des digestions habituellement difficiles; le foie était dans ses limites normales. En 1856, la malade fit une double cure, séparée par deux mois d'intervalle, et pendant laquelle elle prit plus de cinquante bains, avec irrigations d'eau minérale et douches en arrosoir sur les lombes. Depuis, elle revint plusieurs fois encore à Vichy. L'engorgement de l'utérus avait disparu, mais cet organe n'avait pas repris sa position normale, et à la moindre fatigue cette dame éprouvait des douleurs de reins; la leucorrhée persistait; aussi de légères crises hépatiques avaient-elles reparu de temps à autre; chaque saison de Vichy avait pour effet d'en éloigner le retour et d'améliorer les digestions.

Ces exemples me paraissent suffire pour montrer l'influence fâcheuse que peuvent exercer les affections uté-

rines sur la production de la lithiase biliaire. On sait que
ces affections ont pour effet habituel d'amener, au milieu
de l'allanguissement de toutes les fonctions, le trouble des
digestions ; on comprend que, chez les sujets prédisposés,
une altération, ou de composition ou d'excrétion de la
bile, en soit la conséquence. D'une autre part, l'obstacle que
les maladies de matrice apportent au mouvement, à l'exercice régulier, doit contribuer encore au développement de
l'affection calculeuse du foie. Ce défaut de locomotion [1],
auquel se laissent si facilement aller les sujets obèses, les
femmes surtout, dont le genre de vie est déjà plus sédentaire, semble être par lui-même une des causes occasion-
nelles de la maladie qui nous occupe.

Parmi les agents débilitants, capables de la produire,
plusieurs observateurs ont cru devoir citer *les causes morales*, telles que les chagrins [2]. A l'appui de cette opinion,
je citerai le fait suivant :

OBS. 23. *Coliques hépatiques survenues deux fois à la suite de
commotions morales.*

M. de M., soixante-cinq ans, d'une forte constitution, ayant
éprouvé depuis quelques années, de grands chagrins qui paraissent avoir affaibli une intelligence remarquable, me fut adressé en
1860, par M. Gendrin, avec la note suivante : «M. *** mène habituellement une vie fort active et jouit d'une bonne santé. Il y a
cinq ans, après une vive commotion morale, il eut une attaque
assez intense de colique hépatique qui se produisit sans prodromes.
Cette affection se manifesta sous une forme inflammatoire qu
m'obligea à faire tirer du sang. La guérison fut complète et laissa

---

[1] Dans son *Traité des maladies du foie*, 1828, Bonnet dit p. 168, que
« la vie sédentaire rend plus sujet aux calculs biliaires. »

[2] Sœmmering dit (*Recherches sur les concrétions biliaires du corps humain*, trad. par le docteur Rémond. Paris 1811, p. 27) : « Le défaut d'exercice les fait rencontrer plus fréquemment chez les gens de lettres, chez les
personnes accablées par la tristesse et le chagrin. »

M. *** dans un état de santé parfait qui ne s'est démenti que dans ces dernières semaines. La maladie a encore été une attaque de colique hépatique bien caractérisée et d'une assez grande intensité. Comme dans la première attaque, j'ai dû recourir aux émissions sanguines à cause du caractère semi-inflammatoire de l'affection du foie. L'effet de cette médication fut d'amener la convalescence en trois ou quatre jours. L'attaque récente a été au moins encore favorisée par un état moral fâcheux. Toutefois elle a été précédée de prodromes qui nous la faisaient prévoir depuis un mois. Ils consistaient en accidents dyspeptiques et en une douleur gravative ou même térébrante obtuse qui se réveillait par moments sous l'hypochondre droit. Le caractère inflammatoire s'est particulièrement manifesté par la tuméfaction douloureuse du foie et par un état fébrile assez intense.

« Ces particularités, l'état constitutionnel robuste, le tempérament sanguin bilieux, et en même temps l'irritabilité très-grande du sujet vous paraîtront sans doute indiquer une grande prudence dans l'usage des eaux minérales dont l'action stimulante dépasserait facilement le but, si elle n'était graduée avec une grande attention. »

Je me conformai entièrement à cet avis dicté par une sage expérience. Néanmoins au bout de peu de jours de traitement, il se déclara un mouvement fébrile avec céphalalgie, inappétence, langue saburrale : j'eus recours à un léger purgatif et les accidents cessèrent. A l'arrivée du malade, la palpation de l'hypochondre ne m'avait fait reconnaître aucune altération appréciable du foie.

Vers le quinzième jour du traitement il se déclara une colique hépatique des plus violentes, après laquelle la cure fut encore continuée trois semaines sans difficulté.

Une dame de Vienne, d'une constitution lymphatique, d'une mauvaise santé générale, ayant déjà pris les eaux de Vichy pour des coliques hépatiques, me fut adressée en 1857 par M. Laugier. « Elle s'était bien trouvée de la cure précédente, me marquait cet habile praticien, mais, depuis quelques mois il y avait eu récidive complète, et

cela assurément pour moi, parce que cette jeune femme
vit au milieu de conditions morales qui doivent produire
ou entretenir son mal. » — L'an dernier, ce médecin
m'apprit que sa cliente éprouvait de fréquentes douleurs
gastro-hépatiques et de fréquentes dyspepsies.

La même origine est indiquée, par M. le docteur Marie
d'Auxerre, pour le sujet de l'obs. 57.

Ces exemples, que je pourrais multiplier (voy. obs. 32,
47), ne démontrent pas d'une manière positive l'influence
étiologique des fâcheuses conditions morales que je signale,
mais ils permettent d'admettre qu'elles ne sont pas étran-
gères au développement de la maladie.

La *gravelle urique* et la *diathèse goutteuse* en général ne
me semblent pas pouvoir être envisagées comme *cause* de
l'affection calculeuse du foie. En effet, si, dans bien des
cas, telle ou telle manifestation de la goutte a précédé
l'apparition de coliques hépatiques, l'inverse s'observe au
moins aussi fréquemment, ou bien encore les deux ordres
de symptômes apparaissent en même temps. D'un autre
côté, la fréquence soit de la concomitance, soit de la succession des deux affections l'une à l'autre, est telle qu'il
me semble impossible de ne voir là que des phénomènes
accidentels, sans connexion entre eux. Je reviendrai sur
cette importante question quand je m'occuperai des complications de l'affection calculeuse du foie.

CHAPITRE II.

Symptomatologie.

L'affection calculeuse du foie se manifeste par des symptômes qui ne laissent aucun doute sur son existence. Des auteurs modernes ont pensé que l'on pourrait aller plus loin encore et préciser, à l'aide de signes particuliers, le siége des concrétions, selon qu'elles occupent les radicules du conduit hépatique, le conduit hépatique, la vésicule, le conduit cystique ou enfin le canal cholédoque. Je ne les suivrai pas dans ces descriptions plutôt conjecturales que basées sur des faits; dans l'état actuel de la science, il est impossible d'établir un ensemble de signes, d'après lequel on reconnaisse d'une manière positive l'existence de l'une ou de l'autre de ces conditions, et la pratique n'a d'ailleurs rien à y gagner.

Ce chapitre sera ainsi divisé : 1° Je donnerai d'abord une description générale de la maladie, avec l'interprétation de ses symptômes. 2° A l'aide de faits particuliers, je montrerai que la période prodromale peut être constituée par des symptômes exceptionnels qui laissent le diagnostic longtemps incertain. 3° Je rapporterai des observations de distension de la vésicule biliaire avec ou sans calculs appréciables au toucher, avant l'apparition de coliques hépatiques. 4° Je montrerai que ces crises peuvent être signalées par des phénomènes insolites, tels qu'un déplacement du siége ou le retour périodique des douleurs. 5° Je citerai des observations de malades qui ont rendu, après des coliques hépatiques, des concrétions de composition et de volume différents. 6° J'étudierai enfin les principaux symptômes consécutifs aux crises, tels que la persistance de la douleur, de la tuméfaction soit du foie, soit de la vésiculaire bilaire, ou même l'inflammation de ces organes.

§ 1er. *Description générale. — Interprétation des symptômes.*

Après une période prodromale variable, qui en général est constituée par de la dyspepsie, des maux d'estomac plus ou moins répétés, des douleurs vagues dans la région du foie, auxquelles s'associe parfois un ictère passager, tout à coup éclate, le plus souvent sans cause appréciable, une douleur violente à l'hypochondre droit ou à l'épigastre, irradiant de là soit vers l'hypochondre gauche, soit d'avant en arrière dans le dos, soit en haut, dans le sein, dans l'épaule, et qui s'accompagne d'un sentiment d'angoisse extrême. Cette douleur présente des paroxysmes fréquents et prolongés, atteignant parfois un tel degré d'intensité, que les malades les plus courageux poussent des cris déchirants, cherchant en vain une position qui les soulage. En général, il se manifeste alors des vomissements, d'abord de matières alimentaires, si la crise suit de près un repas, puis de mucosités plus ou moins mêlées de bile, et souvent l'effet de ces vomissements est de calmer, au moins momentanément, la souffrance; aussi les malades cherchent-ils quelquefois à les provoquer par tous les moyens. Pendant cette crise, qui peut durer de deux ou trois heures jusqu'à douze, vingt-quatre heures ou même plusieurs jours, le pouls est en général serré, petit et lent, selon Budd; d'autres fois petit et fréquent; dans quelques cas, une fièvre véritable s'allume [1]; généralement la peau reste fraîche, même froide, le visage pâle.

---

[1] Le début de la crise est marqué quelquefois par un violent frisson; Frerichs en a observé plusieurs cas; Budd le rapproche avec raison de celui que détermine l'irritation de la muqueuse de l'urètre par le cathéter.

On constate parfois, pendant l'accès, la distension subite de la vésicule, dont le fond vient faire saillie au-dessous des côtes, ou bien même la tuméfaction du foie. Je
n'ai à ce sujet que peu d'observations personnelles ; car
habituellement l'hyperesthésie de la région hypochondriaque est telle que la plus petite pression y détermine
une douleur excessive ; d'autre part, si même le praticien
s'affranchit de ce scrupule, la tension, la contraction des
muscles de la région est si considérable, que la palpation
et la percussion sont bien difficiles à pratiquer.

Ordinairement, dès la crise même, une teinte ictérique
se répand sur le corps ; elle peut aussi ne se manifester
qu'après l'accès ou même point du tout. Généralement le
cours des selles est interrompu ; une sueur plus ou moins
abondante couvre le corps du malheureux patient, jusqu'à
ce que tout à coup la douleur cesse brusquement pour ne
pas reparaître ; d'autres fois au contraire, après une période de répit, la crise recommence avec une intensité
moindre ou aussi grande qu'auparavant. Lorsqu'elle a disparu, le malade reste abattu, conservant une sensibilité
vive à la pression de l'hypochondre droit, ou même une
douleur sourde, fixe dans cette région. Telle est généralement la crise que l'on désigne sous le nom de *colique
hépatique*.

Quelle est l'interprétation que l'on donne de ces symptômes ? Comme il se rencontre très-souvent dans la vésicule
de sujets surtout avancés en âge, des calculs biliaires, et
qu'assez fréquemment, à la suite de ces crises, lorsque
l'on examine avec soin et persévérance les matières des
évacuations alvines, on y trouve de ces concrétions parfois entières, d'autres fois réduites en fragments ; comme
le siége de la douleur indique nettement que le désordre
a lieu dans le foie, que la crise est souvent accompagnée
ou suivie d'ictère ; comme, enfin, on a trouvé chez des

individus qui avaient succombé au milieu d'une de ces
crises, des calculs engagés dans le canal cholédoque [1],
l'interprétation ne pouvait être douteuse, et l'on a ex-
pliqué la colique par l'engagement de concrétions biliaires dans l'un ou l'autre des conduits de la bile. Souvent l'obstruction devait avoir lieu dans le conduit cystique, puisque c'est presque toujours dans la vésicule que
les calculs se forment, d'autres fois dans le canal cholédoque : de là l'ictère, qui peut manquer lorsque la concrétion intercepte seulement le passage cystique, mais qui
doit presque nécessairement se produire quand elle occupe
le conduit cholédoque. Ces horribles douleurs sont donc causées par la distension que ces produits anormaux exercent
sur les parois des conduits ; et les irradiations douloureuses vers l'épigastre, l'hypochondre gauche ou la partie
supérieure du tronc, s'expliquent suffisamment par le retentissement de l'irritation locale vers le plexus épigastrique et le long des nerfs pneumo-gastriques. La douleur
cesse brusquement lorsque la concrétion est retombée,
par exemple, du conduit cystique, où elle s'était engagée,
dans la vésicule biliaire, ou du conduit cholédoque dans
le duodénum. C'est identiquement le même mécanisme
que celui qui produit la colique néphrétique causée par le

---

[1] On trouve dans Lieutaud (lib. I, obs. 873) l'histoire d'un homme très-
sujet à la colique hépatique. Après avoir rendu par les selles plusieurs calculs biliaires de diverse grandeur, il éprouva une colique si violente qu'il
en mourut. Le foie parut sain ; mais la vésicule du fiel était pleine de calculs anguleux, dont deux étaient contenus dans le conduit cholédoque ; ce
canal était très-dilaté au-dessus de cet obstacle.

Portal, qui cite cette observation, en rapporte une autre tirée des *Mél. des
cur. de la nat.* (voy. obs. E, *loc. cit.*, p. 170). Un homme d'une forte constitution, sujet à la colique hépatique, avait rendu par les selles diverses concrétions biliaires ; il fut enfin saisi d'une colique atroce et perdit la vie. —
Le foie de cet homme fut trouvé sain, mais la vésicule du fiel était pleine de
pierres biliaires anguleuses et dont la couleur était d'un noir verdâtre ; l'un
de ces calculs s'était insinué dans le canal cholédoque et en écartait considérablement les parois.

passage d'une concrétion rénale à travers l'uretère, douleur qui ressemble beaucoup à la colique hépatique par son intensité, par les sensations de torsion, de déchirement qu'elle éveille, et par sa brusque cessation lorsque le calcul est arrivé dans la vessie.

Telle était l'opinion généralement admise, lorsque M. Beau essaya de la renverser. Dans un mémoire inséré dans les *Archives gén. de médec.*, 1851 [1], ce confrère distingué nie que, dans la majorité des cas, l'hépatalgie reconnaisse pour cause l'obstruction calculeuse. Les arguments sur lesquels il se fonde ne me semblent point avoir la valeur qu'il leur donne. D'où vient, demande-t-il d'abord, la bile des vomissements qui ont lieu pendant la crise, si réellement le conduit cholédoque est obstrué par le calcul ? La réponse est facile, c'est que dans ce cas, ce n'est point le conduit cholédoque qui est obstrué, mais le conduit cystique, ou bien quelque division du canal hépatique, ce qui laisse libre passage à l'écoulement de la bile du foie. Si l'on objectait qu'après une crise accompagnée de semblables vomissements, il y a eu évacuation de calculs, je répondrais que souvent après des vomissements bilieux, les malades rendent des mucosités qui ne sont plus mêlées de bile : il y avait eu sans doute évacuation de ce liquide, tant que le calcul était resté arrêté dans le premier conduit ; elle avait cessé lorsqu'il s'était engagé dans le canal cholédoque.

« Dans la colique hépatique, dit encore M. Beau, il n'y a rien de rare comme le rejet d'un calcul après la cessation de la douleur » et, à l'appui de cette déclaration, il cite l'opinion de M. Chomel, d'après lequel on observerait ce résultat tout au plus une fois sur 30 ou 40 cas de colique hépatique. A l'autorité de cet honoré maître, j'oppo-

---

[1] *Études analytiques de physiologie et de pathologie sur l'appareil spléno-hépatique*, 4ᵉ série, t. XXV, p. 403.

serai celle de Frerichs, qui dit [1] que si l'on ne rencontre
pas toujours de calcul dans les évacuations alvines, c'est
parce que celui-ci a pu retomber dans la vésicule biliaire ;
plus loin, p. 501, il ajoute que « si l'on examine avec soin
les selles (pendant les jours qui suivent la crise), on
manque rarement d'y trouver les concrétions tantôt isolées,
tantôt en grand nombre. » Je crois également que si cette
recherche donne souvent des résultats négatifs, c'est qu'on
ne la continue pas avec assez de persévérance, quelque
rebutante qu'elle soit ; d'ordinaire c'est à peine si l'on
examine la première et quelquefois la seconde selle qui
suit la crise ; et encore cet examen, s'il n'est pas fait avec
attention, ne conduit-il qu'à des conclusions erronées. Je
me souviens d'un malade venu à Vichy en 1855, et auprès
duquel je fus témoin d'un accès de colique hépatique qui
dura près de vingt-quatre heures. Une première évacuation avait eu lieu après la crise, et n'avait rien présenté
de particulier. Je recommandai de garder la matière de la
selle qui suivrait l'administration d'un lavement ; il n'avait
rien amené, me fut-il dit ; je voulus voir et je vis aussitôt,
au milieu du liquide, de petits fragments assez semblables
pour l'aspect et la couleur, à des fleurs de camomille,
ayant servi à préparer une infusion. Il y en avait en assez
grande quantité ; ils étaient formés d'une sorte de glaise
friable, dans laquelle l'analyse fit reconnaître des sels de
chaux, unis à de la cholestérine. Un médecin très-occupé,
après avoir assisté un malade durant une attaque, qui souvent l'a longuement retenu auprès du patient, s'astreint-il
toujours à examiner avec soin et persévérance la matière
des évacuations ? Je m'accuserai tout le premier d'une
semblable négligence que peut expliquer l'affluence considérable des malades en un temps assez restreint. Et cependant, quelque insuffisantes qu'aient été le plus souvent

[1] *Klinik der Leberkrankheiten*, p. 500.

les recherches faites, soit à Vichy, soit au dehors., sur
150 malades, au sujet desquels je possède des notes plus
ou moins complètes, l'émission de calculs ou de gravelle
biliaires a été constatée chez 25 d'entre eux.

Le troisième argument de M. Beau consiste à relater des
observations de malades, chez lesquels l'ingestion de certains aliments épicés ou acides, et surtout de spiritueux,
provoquait le retour d'accidents plus ou moins semblables
à ceux de la colique hépatique. N'est-il pas plus naturel,
dit-il, de les expliquer par l'irritation que détermine dans
le foie le contact de ces substances, irritation qui cesse
quand la digestion est finie, que par un calcul qui vient
obstruer les conduits biliaires après le repas, et qui cesse
de les obstruer à la fin de la digestion? Ici encore la réponse est facile. Je ne donne pas plus que M. Beau, le nom
de *colique hépatique* (*calculeuse* s'entend, car je conserve
à cette appellation le sens précis, exclusif, que l'usage lui
a donné), à ces malaises épigastriques ou hypochon-
driaques, à ces indigestions plus ou moins douloureuses,
ramenés presque fatalement par l'ingestion de tel ou tel
aliment, comme chez le sujet de l'obs. 1re de M. Beau, qui
« chaque fois qu'il prend ou du vin pur ou des condiments
acides, éprouve une aggravation de douleur *sourde* dans le
foie, *laquelle dure tout le temps de la digestion.* » Mais chez
le même sujet, la crise violente qui dura toute la journée
du 23 février et pendant laquelle il se manifesta de l'ictère,
me semble avoir été produite par un calcul biliaire, bien
que l'on n'ait pas trouvé le corps du délit.

Il est très-concevable qu'un foie devenu irritable par la
présence de calculs et par des crises hépatiques déjà su-
bies, soit par cela même plus disposé à ressentir l'influence irritante du contact de certaines substances. J'ai
observé des faits analogues à ceux de M. Beau; j'en ai cité
un p. 12; les obs. 14 et 66 en offrent de nouveaux exem-

ples. Mais entre ces indigestions plus ou moins pénibles et répétées, et la véritable colique hépatique dont j'ai présenté plus haut le tableau, n'y a-t-il pas des différences frappantes ? Quant à la provocation de ce dernier accident lui-même par le travail de la digestion, rien n'est encore plus facile à concevoir. N'est-il pas naturel qu'au moment où l'arrivée du chyme dans le duodénum sollicite l'excrétion de la bile, ces concrétions se trouvent entraînées du même coup hors du réservoir qui les renferme ?

La *marche* de la maladie est très-variable ; quelquefois après une crise le calme se rétablit complétement ; d'autres fois elle est suivie de crises semblables qui peuvent se répéter plusieurs jours de suite ou à courte-distance. Quelquefois après ces attaques la santé générale est parfaite ; mais il arrive fréquemment que les digestions restent plus ou moins troublées, et que l'hypochondre droit reste sensible. Dans bien des cas, même après un traitement rationnel, les malades éprouvent de temps à autre, dans la région du foie, des douleurs sourdes, passagères, qui entraînent à leur suite un léger ictère. Quant au retour de véritables coliques hépatiques, rien n'est plus sujet à varier ; il s'écoule quelquefois des années avant que de nouveaux accès éclatent ; en général ils se rapprochent de plus en plus, et nous verrons plus loin par les résultats du traitement alcalin, que pour se mettre à l'abri des récidives, il importe que les malades reviennent de temps à autre à cette médication la plus efficace que l'on connaisse contre l'affection calculeuse du foie.

§ 2. *Phénomènes prodromaux exceptionnels.*

Après la description générale que j'ai donnée de la maladie, je crois nécessaire d'entrer dans le détail des cas particuliers qui s'en éloignent plus ou moins, et dont la connaissance offre un intérêt pratique au point de vue du diagnostic de cette affection, quelquefois obscur au début. Je vais citer d'abord quelques faits relatifs à la période prodromale.

Obs. 24. *Dyspepsie, lenteur extrême des digestions, constipation opiniâtre pendant bien des années; il s'y joint quelques douleurs passagères au foie sans ictère, enfin une crise de colique hépatique éclate. La malade en reste exempte pendant trois ans à la suite de deux cures de Vichy; récidive annoncée par les mêmes symptômes gastro-intestinaux.*

Une dame de trente-cinq ans, petite, délicate, portant sur ses traits l'expression de la souffrance, me fut adressée en 1857 par le docteur Meyhoffer, de Nice. D'après les renseignements que me transmit ce médecin, cette dame souffrait, dès sa première jeunesse, de digestions lentes et difficiles, accompagnées de maux de cœur, de nausées, avec un état habituel de constipation. Depuis environ trois ans, elle a commencé à éprouver, à des intervalles éloignés, des douleurs dans la région du foie irradiant de là vers l'estomac, la rate et tout l'abdomen, mais jamais il ne s'est manifesté d'ictère. Depuis quatre mois que M. Meyhoffer donne ses soins à la malade, il a constaté l'état suivant : sensibilité au toucher de l'épigastre, digestion extrêmement lente, nausées habituelles, langue ordinairement nette; les garde-robes ne s'obtiennent qu'à l'aide de lavements. Il y a six semaines, la malade fut prise de nouveau de douleurs dans la région du foie, après en avoir été exempte pendant environ une année; mais cette fois les douleurs furent plus violentes que jamais. Elles duraient depuis vingt-quatre heures, lorsqu'à la suite d'un vomissement spontané elles cessèrent tout d'un coup. On ne conserva pas les matières vomies, et dans les évacuations alvines M. Meyhoffer ne découvrit aucune concrétion biliaire. Pendant l'accès s'était manifesté un ictère général très-intense, et les deux premières selles qui suivirent la crise furent entièrement décolorées; la palpation et la percussion du foie ne firent reconnaître aucune altération appréciable de cet organe.

A l'arrivée de la malade à Vichy, le 15 juin, je constatai de l'hyperesthésie à la pression de l'hypochondre droit et de l'épi-

gastre, sans tuméfaction du foie; la langue était normale, la digestion toujours très-difficile. Je prescrivis l'eau minérale à petites
doses pour le début, 4 ou 5 demi-verres d'eau de l'Hôpital, que
je remplaçai ensuite par l'eau de la Grande-Grille associée à l'eau
Lardy, et des bains d'une demi-heure de durée, à 32 degrés cen-
tigrades. La cure fut assez bien supportée; cependant vers la fin
la malade éprouvait quelque fatigue jointe à une légère excitation.

Les deux premiers mois qui suivirent le traitement, elle se
trouva très-souffrante : elle se croyait toujours sous la menace
d'une crise hépatique qui pourtant ne se déclara pas; mais tous
les anciens symptômes gastro-entériques reparurent très-intenses.
Au bout de deux mois le calme et le bien-être s'établirent et
Mme X... jouit d'une bonne santé jusqu'au printemps où le même
état morbide se reproduisit... Une nouvelle cure fut faite à Vichy
cette même année (1858). La digestion s'améliora de nouveau; il
n'y eut plus aucune menace de colique hépatique.

La santé de Mme X... resta bonne jusqu'à la fin de l'hiver 1861;
peu à peu les symptômes gastriques reparurent avec un malaise
général; les matières fécales furent souvent décolorées. Il fut dé-
cidé qu'elle retournerait à Vichy, mais avant qu'elle y arrivât, une
violente crise de colique hépatique avait éclaté. Quand je revis la
malade, je lui trouvai un teint légèrement ictérique avec la même
expression de souffrance que j'avais constatée à la première visite.
A la palpation, je ne découvris aucune altération organique appréciable. Durant la cure, il se manifesta successivement deux
accès de colique hépatique.

Le diagnostic, dans ce cas, a dû nécessairement rester
longtemps indécis, en raison de l'absence, pendant tant
d'années, de tout symptôme du côté du foie. Le défaut de
signes d'une altération organique de l'estomac, l'absence
même de rougeur à la langue ne permettaient guère de
rapporter la dyspepsie à une affection gastrique; on ne
trouvait aucune altération appréciable des autres viscères
abdominaux, aucune cause générale. D'où provenait cette
dyspepsie opiniâtre avec cette constipation rebelle ? On

ne fut mis sur la trace de son origine que quand éclatèrent des douleurs dans la région du foie, pourtant sans tuméfaction de cet organe, sans ictère ; la nature de la maladie ne put être reconnue que, lorsqu'au bout de trois ans, il survint un accès bien caractérisé de colique hépatique. Le résultat du traitement alcalin a été remarquable ; deux cures ont assuré près de trois années de répit ; dès la première, il n'y avait plus eu de manifestation critique d'une affection dont les premiers symptômes remontaient à une quinzaine d'années.

OBS. 25. *Le début de la maladie est marqué par une diarrhée prolongée ; dyspepsie pendant cinq ans. —Crises hépatiques fréquentes se terminant par d'abondantes évacuations bilieuses. Effet favorable d'une cure de Vichy.*

Une demoiselle (du Haut-Rhin) d'un âge mûr, d'une assez bonne constitution, ayant une sœur atteinte d'une affection du foie, ayant elle-même résidé assez longuement sous le climat brûlant de Séville, vint en 1859 à Vichy pour des coliques hépatiques excessivement douloureuses, qui s'accompagnaient d'ictère et qui retenaient ordinairement la malade alitée plusieurs jours.

Voici les renseignements qui me furent donnés par son médecin sur ses antécédents. Depuis huit ans environ, les fonctions digestives se faisaient mal. La maladie avait débuté par une diarrhée qui se prolongea plusieurs mois. Il y a trois ans, Mlle X... éprouva pour la première fois des crises caractérisées par des douleurs excessivement violentes, partant de l'hypochondre droit avec gonflement de cette région, et se terminant par de nombreuses et fortes évacuations bilieuses. Pendant longtemps, ces crises se produisirent tous les cinq, six ou huit jours à peu près ; entre ces accès, il existait de la constipation ; l'appétit était toujours capricieux et la digestion pénible. Les deux derniers mois, il n'y a eu que trois crises moins fortes que les précédentes.

A son arrivée à Vichy, la malade présentait un teint ictérique. Je ne constatai d'autre symptôme local qu'une assez forte douleur réveillée par la pression dans l'hypochondre droit ; la langue était saburrale; Mlle X... avait constamment un goût d'amertume qui lui paraissait se produire à la base de cet organe. La cure ne présenta rien de particulier. — A la fin de mars 1861, le médecin de la malade m'écrivit ce qui suit : « Depuis son séjour à Vichy, la santé de Mlle X... s'est fort améliorée. Elle ressent bien encore, à de longs intervalles, quelques douleurs dans le flanc droit, mais ce ne sont plus ces crises atroces qui la tenaient au lit plusieurs jours. Les digestions sont faciles maintenant et l'état général est satisfaisant. »

OBS. 26. *Accès répétés de fièvre intermittente suivis de coliques hépatiques avec tuméfaction du foie; état grave; guérison complète à la suite de plusieurs cures de Vichy.*

Un notaire (de la Haute-Loire), âgé de cinquante-cinq ans, d'une bonne constitution, vivant dans des conditions hygiéniques favorables, si ce n'est qu'il passait des journées entières assis à son bureau, fut atteint au commencement de 1857 et à plusieurs reprises, d'accès répétés de fièvre intermittente quotidienne. Il dut prendre des quantités considérables de sulfate de quinine qui n'arrêtaient que momentanément les accès. Le foie se tuméfia, devint douloureux; bientôt il se déclara des crises horriblement douloureuses, ayant leur point de départ dans l'hypochondre droit, accompagnées de vomissements et d'ictère, et qui durèrent jusqu'à vingt-quatre heures de suite, avec une telle intensité qu'il y eut plus d'une fois imminence de syncope, et que l'on craignit pour la vie du malade. Deux médecins de mérite se divisèrent d'opinion sur la nature de ces crises, que l'un rapportait à une intoxication paludéenne ayant entraîné la tuméfaction du foie, tandis que pour l'autre les accès de fièvre intermittente n'étaient que symptomatiques de l'affection calculeuse biliaire.

Le malade arriva à Vichy le 28 mai 1857, dans un état de véritable épuisement, le teint jaune pâle, la voix cassée, ne pouvant presque pas se tenir sur ses jambes. Je trouvai le ventre souple; le foie dépassait de deux travers de doigt le bord des fausses côtes; la partie tuméfiée ne présentait ni inégalités ni douleur à la pression; *la rate était normale;* la langue normale aussi, la digestion difficile.

Le traitement commencé avec une grande modération fut très-bien supporté; un bain put être pris chaque jour, et le malade, loin d'en être affaibli, acquit chaque jour de nouvelles forces. Il ne survint aucun accès de fièvre, ni aucune crise hépatique. A l'eau de l'Hôpital, prescrite d'abord à la dose de quelques demi-verres, je substituai l'eau de la Grande-Grille.qui fut prise avidement par verrées pleines. — L'appétit, faible au début, devint très-vif, la digestion facile; la marche redevint possible, le teint se ranima. —Après le vingt et unième bain, la tuméfaction dans l'hypo-chondre se trouvait limitée à une largeur de 4 à 5 centimètres, dessinant nettement le fond de la vésicule biliaire.

Le 26 juin, le malade ayant pris vingt-huit bains, quitta Vichy dans un état très-satisfaisant.

Il revint deux mois après; l'état général était excellent, mais tout le triangle épigastrique droit était dur, tendu, très-sensible à la pression, ainsi que le muscle droit dans toute sa longueur. La percussion indiquait dans la région hypochondriaque hypéres-thésiée une matité difficile à limiter... Le malade prit encore une quinzaine de bains, et quand il partit, le 7 septembre, la tumé-faction et la sensibilité sous-costale avaient en grande partie dis-paru.

Je le revis à Vichy le 1er juin 1858. Il avait éprouvé durant l'hi-ver quelques coliques en ceinture et de courte durée; il n'avait plus eu d'accès de fièvre, mais avait observé un fréquent dépôt de sable rouge dans ses urines. Le teint était rosé, les forces com-plétement revenues; la percussion me fit reconnaître que le foie n'était plus aucunement tuméfié.

..... Le malade revint en juin 1859; il avait seulement ressenti par moments, dans la région hépatique, une douleur vive, subite, mais très-prompte à se dissiper; le foie était dans ses limites nor-males... Enfin j'ai revu cet intéressant malade à chacune des deux dernières saisons (1860 et 1861), dans un état de santé par-fait, ne revenant à Vichy que pour maintenir sa guérison.

Il me semble évident que ces accès répétés de fièvre in-termittente, qui furent si promptement suivis de colique hépatique, étaient symptomatiques de l'affection du foie.

Ce qui me paraît le prouver, c'est que le sujet de cette observation, sans avoir changé d'habitation, n'a plus eu aucun accès de fièvre ; la rate n'avait point participé à la tuméfaction du foie ; il est aussi très-probable que, s'il y eût eu intoxication paludéenne, les bains pris si peu de temps après la cessation des accès, les eussent ramenés. Cette observation est intéressante encore par l'extrême gravité qu'ont présentée les crises hépatiques, dont la durée et l'intensité ont fait craindre à plusieurs reprises pour la vie du malade. L'effet de la médication alcaline a été des plus prompts et des plus satisfaisants.

Je pourrais citer encore le fait d'une dame venue à Vichy en 1860, et dont la maladie débuta par une fièvre intermittente quotidienne, compliquée d'embarras gastrique. A la suite de l'administration de purgatifs et de sulfate de quinine, les accès disparurent, mais l'embarras gastrique persista ; une nouvelle purgation fut suivie d'un ictère et de coliques hépatiques. La sensibilité vive de la région épigastrique et hypochondriaque fut enlevée par une application de sangsues, suivie de l'administration de calomel et de bains tièdes. De nouvelles crises hépatiques étant survenues, on conseilla une cure de Vichy. Frerichs rapporte [1] un fait analogue concernant un malade auquel il donna, dit-il, longtemps en vain de la quinine pour des accès de fièvre intermittente. Le sujet succomba, et à l'autopsie on trouva dans les racines du conduit hépatique de nombreuses concrétions, dont quelques-unes atteignaient le volume d'une fève ; le tissu du foie était sain.

Dans l'observation suivante, le début de la maladie a été marqué par des symptômes d'un autre ordre, dont le rapport avec l'affection calculeuse du foie est bien plus éloigné que ne le sont ceux des phénomènes prodromaux que nous avons jusqu'ici passés en revue.

[1] *Klinik der Leberkrankheiten*, t. II, p. 494.

Obs. 27. *Coliques hépatiques précédées pendant plusieurs années de suffocations subites avec sentiment de constriction à l'épigastre sans autre signe d'affection calculeuse du foie.*

Une femme d'une constitution robuste me fut adressée, en 1858, par le docteur Laugier, de Vienne, avec la note suivante : « Depuis quelques années, Mᵐᵉ *** se plaignait de temps à autre de suffocations subites avec un sentiment de resserrement, de constriction à l'épigastre et sous le sternum. L'auscultation ne fit rien découvrir d'anormal aux poumons ni au cœur. Un état de congestion pléthorique n'expliquait pas non plus suffisamment ces symptômes. Depuis dix-huit mois environ, j'ai cru pouvoir les rapporter à des crises calculeuses du foie, crises encore incomplètes et mal déterminées. Il y a un an, les suffocations sont revenues très-violentes, mais cette fois avec tout le cortége symptomatique de calculs biliaires. Pendant huit à dix jours, les accès de coliques ont été violents, et à plusieurs reprises portés jusqu'à l'imminence de syncope. La vésicule fortement distendue se dessinait nettement sous les fausses côtes droites; mais ni pendant ni après les accès, il ne m'a été donné de constater une hypertrophie du foie ou des symptômes d'hépatite. Les suffocations en tout semblables à celles qui s'étaient manifestées antérieurement, suivaient une marche parallèle à celles des accès.

« Depuis un an, la malade a été soumise à la médication alcaline associée aux purgatifs. Les crises ont menacé plutôt qu'elles n'ont reparu, et si j'insiste pour que Mᵐᵉ *** se rende à Vichy, c'est que je suis convaincu que le mal ne fait que sommeiller.»

A son arrivée, j'examinai la malade attentivement; je trouvai tous les organes à l'état normal à en juger par les résultats de l'auscultation et de la percussion. La cure ne présenta aucune particularité. Elle eut un bon résultat, puisque de cette époque (juillet 1858) jusqu'à celle de mes dernières informations (avril 1861) « il n'y a pas eu une seule crise intense, comparable à celles qui avaient eu lieu auparavant. Mᵐᵉ *** (que j'ai vainement engagée à redoubler sa cure) éprouve fréquemment des douleurs sourdes dans la région gastro-hépatique avec des symtômes dyspeptiques. »

5

Obs. 28. *Symtômes nerveux graves au début d'une affection calculeuse du foie, ayant fait craindre une maladie de l'encéphale. Bons
effets du traitement alcalin.*

Une dame âgée de quarante ans, d'une assez bonne constitution,
de tempérament lymphatique, me fut adressée, en 1859, par M. le
docteur Weber, de Mulhouse. « Cette dame, à ce que m'apprit ce
confrère distingué, a été autrefois très-sujette à des crampes d'estomac; après une amélioration qui se maintint quelques années,
elle présenta, l'an dernier, des symptômes nerveux graves, qui
me firent craindre un travail morbide du côté de l'encéphale. C'é-
taient des vertiges subits avec perte de connaissance et vomissements. Ces symptômes ne se sont pas améliorés par des émissions
sanguines; ils se sont au contraire reproduits plus fréquemment,
souvent sous l'influence du flux menstruel. M. Gendrin, consulté
alors, vit dans cet état morbide une affection commençante du
foie, se fondant sur une certaine sensibilité de la région hépatique. Un traitement fut ordonné en conséquence, de grands mé-
nagements furent prescrits sous le rapport alimentaire; il se fit
une amélioration progressive, et les vertiges cédèrent peu à peu.

« Au printemps de cette année, à la suite d'émotions vives, il se
déclara des symptômes caractéristiques d'une affection du foie.
C'étaient des attaques subites de coliques hépatiques des plus violentes, accompagnées de vomissements; la douleur la plus vive
se faisait sentir à la région hépatique moyenne vers la vésicule biliaire; souvent il survenait un léger ictère, et la crise cessait tout
aussi brusquement qu'elle avait paru. Cependant les recherches
dans les matières fécales n'ont point fait découvrir de calculs biliaires. Jamais il n'y a eu de fièvre. Depuis ces grandes attaques il
en est souvent survenu de petites... Il est évident qu'il y a irritation au foie, probablement formation de sable biliaire; mais l'inflammation n'est pas assez prononcée pour contre-indiquer la cure
de Vichy. L'eau des Célestins que nous avons essayé de faire
prendre, n'a pas été bien supportée.»

Quand je vis la malade, l'hypochondre droit était douloureux à
la pression; le foie ne dépassait pourtant pas les fausses côtes; la
digestion était très-difficile, l'usage des aliments fort restreint, les

vomissements survenant après les repas avec une grande facilité. L'état général était néanmoins assez satisfaisant, sauf une tendance très-prononcée à de la pesanteur et à des maux de tête. — La cure fut parfaitement supportée; la digestion ne tarda pas à s'améliorer d'une manière notable.

L'automne et l'hiver suivant se passèrent bien; cependant il y eut par moments une souffrance sourde dans la région du foie. La malade fut empêchée de retourner à Vichy l'été suivant, ainsi que son médecin et moi le lui avions conseillé. L'hiver de 1861 fut marqué par le retour de plusieurs accès de coliques hépatiques dont l'un fut excessivement violent. — « Outre les crises hépatiques et les accès de sub-inflammation du foie, Mme X. est sujette, m'écrivait M. Weber, à un bourdonnement d'oreilles habituel, et de temps en temps à des vertiges suivis de syncope plus ou moins complète. Ces symptômes sont-ils sous la dépendance de la maladie du foie? S'ils en sont indépendants, l'usage des eaux thermales ne pourrait-il pas aggraver une affection cérébrale commençante? »

En raison des antécédents, de la circonstance que les premières coliques hépatiques avaient été précédées de symptômes nerveux analogues, du bon résultat qu'avait eu la première cure sur l'état nerveux lui-même, je n'hésitai pas à considérer ces nouveaux phénomènes comme symptomatiques de l'affection calculeuse du foie. Je conseillai une cure de Vichy, qui fut faite l'été dernier sans aucun accident; la malade n'eut pas un seul accès de vertige; elle quitta dans un état très-satisfaisant.

§ 3. *Distension de la vésicule biliaire avant l'apparition des coliques hépatiques.*

Obs. 29. *Accidents dyspeptiques, suivis chez une jeune fille, de l'apparition d'une tumeur formée par la vésicule biliaire distendue par des calculs. Des coliques hépatiques se déclarent six mois après une cure de Vichy.*

Une jeune fille de seize ans, grande et bien développée, blonde, à tempérament lymphatique, accompagna en 1857 à Vichy, sa mère affectée d'une hépatite chronique avec hypertrophie du foie. Sa santé était bonne; seulement elle éprouvait par moments quel-

que difficulté de digestion, un sentiment de pesanteur et de gonflement à l'estomac plusieurs heures après le repas, phénomènes
qui s'étaient déclarés à la suite d'une fièvre gastro-entérique dont
elle avait été atteinte l'année précédente. Je lui conseillai une cure
très-modérée qui consista plutôt en boisson d'eau minérale qu'en
bains. Elle revint en 1859; après qu'elle eut été soulagée quelque
temps, les accidents dyspeptiques se reproduisaient plus fréquemment qu'autrefois ; par moments son teint devenait jaune, et en
effet, sous le coloris animé des pommettes, on pouvait reconnaître
une teinte légèrement ictérique. Elle avait fréquemment des rhumes
et de l'enrouement.

J'examinai avec soin l'hypochondre droit, où, la première année,
la palpation ne m'avait rien indiqué d'anormal. Le foie me parut
avoir ses limites ordinaires; mais je sentis profondément sous les
fausses côtes une petite tumeur arrondie, où la pression déterminait un bruissement (bruit de collision) plus perceptible au doigt
qu'à l'oreille : il était évidemment formé par des calculs biliaires
occupant le fond de la vésicule. Je conseillai une cure par les
bains et par l'eau de la Grande-Grille, associée à l'eau Lardy; pendant le traitement, la malade toujours facile à fatiguer, ne se
plaignit que de lassitude.

Elle revint l'année suivante, juin 1860, avec une note de son
médecin; le docteur Klippel, de Mulhouse, m'apprit qu'appelé
auprès de la malade au mois de janvier, il l'avait trouvée en proie
à une colique hépatique avec tuméfaction du foie. Il l'avait soumise à un traitement alcalin. Depuis lors les accès s'étaient répétés
plusieurs fois, en diminuant peu à peu d'intensité. Quinze jours
avant le départ de M\ulle X. pour Vichy, il avait encore eu à combattre une crise de ce genre, très-légère.

Le foie me parut être dans ses limites normales; la tumeur (vésiculaire) perçue l'an dernier ne se retrouvait plus.... La cure ne
présenta aucun incident particulier.

L'affection calculeuse du foie a été reconnue, dans ce
cas, non pas, comme il arrive presque constamment, par
le symptôme caractéristique des coliques hépatiques, mais
par la constatation de la présence des calculs dans la vé-

sicule distendue; dès lors il était facile de prédire, comme
je l'ai fait, les crises hépatiques qui ont éclaté plusieurs
mois après.

J'ai entendu deux autres fois seulement ce bruit de collision, que J. L. Petit comparait à celui du frottement de
noix renfermées dans un sac ; c'est dans l'obs. 50 et dans
le cas suivant.

M. le docteur Béringier, d'Argenteuil, m'adressa l'été dernier un homme, âgé de soixante-trois ans, atteint d'une
maladie grave du foie avec œdème des extrémités inférieures. Elle avait débuté, deux ans auparavant, «par des
accidents dyspeptiques et par l'apparition, dans l'hypochondre gauche, d'une tumeur simulant une induration
de la région pylorique. A quelque temps de là, ajoutait
M. Béringier, je la retrouvai à l'épigastre, puis, enfin,
sous les fausses côtes droites ; il s'était déclaré, dans les
derniers temps, des accès de diarrhée très-grave »…. Je
constatai une tuméfaction du foie, qui débordait de deux
ou trois travers de doigt les fausses côtes, et au-dessous,
à la partie la plus déclive, une tumeur dure, du volume
d'une noix avec sa coque, donnant, sous la pression des
doigts, un bruissement analogue à celui du choc de petits
cailloux les uns contre les autres. Il n'y avait jamais eu
de colique hépatique. — Je ne doute pas que la tumeur
qui a été successivement perçue en des endroits différents,
n'ait été formée par la vésicule biliaire. Dans ce cas, la
production des calculs était secondaire et symptomatique,
sans doute, d'une affection plus grave du foie.

OBS. 30. *Tumeur formée par la vésicule biliaire distendue, sans
autre phénomène morbide; elle disparaît à la suite du traitement
de Vichy, sans qu'il se soit déclaré de colique hépatique.*

Une dame d'une trentaine d'années, blonde, lymphatique, très-
impressionnable, ayant eu cinq ans auparavant une couche heu-

reuse, bien réglée, consulta au mois de juin 1858 M. le docteur Richet pour une tumeur située dans le flanc droit. Cette dame était extrêmement inquiète, m'écrivait cet honorable confrère, de la découverte de cette grosseur qu'elle avait faite par hasard au milieu d'un état de santé satisfaisant. Il provoqua une consultation avec M. le professeur Grisolles afin de fixer d'une manière positive le diagnostic; ils furent d'accord sur la nature de la tumeur qu'ils regardèrent comme « formée par la vésicule biliaire gonflée par de la bile accumulée et peut-être aussi par des calculs » et ils conseillèrent une cure de Vichy.

La malade y arriva le 10 juin, toujours très-préoccupée de sa situation, malgré tout ce que les médecins lui avaient dit de rassurant. La démoralisation où l'avait jetée la pensée d'une affection grave avait déterminé de l'amaigrissement. Je constatai dans l'hypochondre droit, à quatre travers de doigt de la ligne blanche, l'existence d'une tumeur ayant la forme et le volume d'une poire de moyenne grandeur, la grosse extrémité dirigée vers le bas, le col se perdant en haut sous les fausses côtes; mobile, dépressible et insensible à la pression, elle n'était le siége d'aucune douleur spontanée; je n'y pus déterminer de bruit de collision. La fonction digestive n'était pas troublée; Mme X. n'avait jamais éprouvé de douleur dans la région du foie, jamais d'ictère. La santé générale était bonne, sauf un peu de pâleur de la peau et des muqueuses jointe à la perte de l'appétit et à de la gastralgie qui semblaient dépendre du fâcheux état moral.

Je partageai entièrement le diagnostic porté par les deux médecins consultés. La cure fut suivie sans incident particulier, et quand Mme X. quitta Vichy après avoir pris vingt-cinq bains et bu chaque jour plusieurs verres d'eau de la Grande-Grille, sa tumeur avait diminué de moitié; la pâleur et la gastralgie avaient disparu.

Le 30 août de la même année, elle revint à Vichy, de son propre mouvement; elle commençait à se rassurer après avoir constaté la diminution progressive de la tumeur qui se trouvait réduite aux dimensions d'un bout de boudin. Quand je la revis au mois de juin de l'année suivante, c'est à peine si l'on sentait encore profondément sous les fausses côtes, une saillie arrondie, fuyant sous le doigt; la pression un peu forte que l'on était obligé d'exercer pour la trouver, était naturellement pénible; et la malade disait éprouver quelque gêne dans la région du foie. Cependant aucune crise douloureuse ne s'était déclarée.

La santé de Mᵐᵉ X. resta bonne jusqu'en l'hiver de 1861; à la suite des grands froids il se déclara quelques douleurs sourdes dans la région du foie, et la malade revint à Vichy l'été suivant. L'état général paraissait excellent; il n'y avait pas de trace de tumeur sous les fausses côtes ni de sensibilité à la pression; les digestions s'accomplissaient bien; cette nouvelle cure fut faite sans qu'il survînt d'accident.

Le siége, la forme, la mobilité, l'indolence de cette tumeur, sa marche décroissante en se retirant petit à petit profondément sous les fausses côtes, et en dernier lieu quelques symptômes de gêne dans la région du foie ne peuvent pas laisser de doute sur la nature de la tumeur, qui était évidemment formée par la vésicule biliaire distendue. Quelle a été la cause de cette distension? Les calculs biliaires auxquels il était naturel de songer, ne se sentaient pas comme dans l'observation précédente. S'ils ont existé, puisque la grosseur a fondu peu à peu sans crise, il faudrait admettre que les trois cures de Vichy faites dans l'espace de treize mois, ont déterminé la dissolution ou la désagrégation de ces calculs.

Sans doute, une cause autre que des concrétions biliaires peut produire ce phénomène pathologique; un resserrement, une compression quelconque exercée sur les conduits cystique ou cholédoque peut s'opposer à la libre sortie et déterminer l'accumulation de la bile. A la suite d'une inflammation du conduit cystique, ce canal peut s'oblitérer, et une hydropisie de la vésicule se produire. Dans le cas actuel, aucune colique hépatique n'ayant eu lieu, d'où aurait pu provenir cette inflammation? Dans les commémoratifs on n'en trouve aucun signe. En l'absence de tout symptôme physique ou rationnel, appréciable en dehors du foie, on est conduit à admettre la cause la plus habituelle de cette distension de la vésicule, à savoir des concrétions biliaires. En pareil cas, il est toujours prudent d'instituer le traitement alcalin.

Je vais citer sommairement quelques faits analogues.

OBS. 31. *Tumeur formée sans doute par la vésicule biliaire fortement distendue; diminution notable après une cure de Vichy.*

En 1859, M. le docteur Richet m'adressa encore une dame âgée de trente ans, très-nerveuse, d'une bonne constitution avec tendance à l'embonpoint, qui s'était aperçue peu à peu, du développement dans le flanc droit, d'une tumeur qui avait fini par acquérir le volume d'une pomme. Veuve d'un médecin avec lequel elle avait longtemps résidé aux Indes-Orientales, elle n'avait pourtant souffert d'aucune maladie de foie. La tumeur, située dans la moitié externe de l'hypochondre droit, était mobile, arrondie, assez douloureuse à la pression sous laquelle elle donnait une sensation de fluctuation. Il existait en outre quelques troubles digestifs. Mon diagnostic, conforme à celui de M. Richet, fut pour la vésicule biliaire très-distendue. La malade, fort préoccupée de son état, éprouva à plusieurs reprises durant son traitement, des exacerbations de douleur dans la région hypochondriaque, en même temps qu'une assez grande excitation. A la fin de la cure, je constatai une diminution évidente dans le volume et la tension de la tumeur.

L'état d'excitation générale et d'endolorissement dans la région sous-costale continua quelque temps encore après le départ des Eaux. Mon honorable confrère revit deux ou trois fois la malade pendant les six mois qui suivirent la cure; il constata comme moi « une notable diminution de la tumeur ainsi que l'amélioration de la santé générale. Ni avant ni depuis la cure, il ne s'était manifesté de colique hépatique.

Chez une dame du Cantal, que j'ai vue une seule année en 1858 à Vichy, et qui n'avait jamais eu non plus de colique hépatique, je constatai l'existence d'une tumeur piriforme, mobile, indolente, plus allongée que dans les cas précédents, descendant jusqu'au niveau de l'ombilic, se perdant en haut par son col sous les fausses côtes, et dessinant de la manière la plus nette la vésicule biliaire distendue. Cette dame n'éprouvait que de la dyspepsie; la pointe de la langue était rouge... Après dix-huit bains minéraux, la tumeur était sensiblement dans le même état.

Une demoiselle de Beauvais, approchant de l'âge critique, vint faire une cure la même année pour des coliques néphrétiques dont elle avait souffert toujours du côté *gauche*. Elle était sujette aux palpitations; l'auscultation du cœur me fit reconnaître un bruit de souffle au premier temps. La palpation du flanc gauche ne m'indiqua aucune altération appréciable du rein; mais une petite tumeur arrondie, dure, mate à la percussion, mobile, dépassait de deux à trois travers de doigt le rebord des fausses côtes droites; elle me parut constituée par la vésicule biliaire très-tendue. La malade n'a jamais éprouvé de coliques hépatiques, mais à différentes reprises elle a recueilli dans ses selles une poudre grise.

La nature de la tumeur est quelquefois plus difficile à déterminer.

Obs. 32. *Tumeur profondément située dans l'hypochondre droit;*
apparition ultérieure de coliques hépatiques.

Un Polonais émigré, d'un esprit distingué, ayant passé jeune encore par les épreuves les plus pénibles, éprouvait depuis quelque temps outre des accidents dyspeptiques, une sensation de gêne dans le flanc droit où il constata l'existence d'une grosseur. La palpation que j'exerçai le matin à jeûn, malgré le peu d'épaisseur de la paroi abdominale, fut d'abord sans résultat. Le malade m'apprit qu'il en arrive souvent ainsi, et que la tumeur se sent mieux lorsqu'il se tient debout. Effectivement dans cette position, je reconnus une tumeur profondément située au-dessous des fausses côtes, mobile, peu sensible à la pression, rappelant par sa dimension un rein mobile. Cependant elle se rapprochait par le haut de

la région hépatique où on la perdait ; la fonction urinaire n'avait
jamais été troublée ; il existait au contraire des symptômes de
dyspepsie ; je crus devoir diagnostiquer une distension de la vésicule biliaire. — En effet, lorsque le malade revint l'année suivante, il m'apprit que peu après sa première cure, il avait ressenti les symptômes d'une colique hépatique, dont il avait eu
encore deux autres accès ; la tumeur avait notablement diminué.

Le diagnostic n'offre pas sans doute dans tous les cas
qui précédent une complète certitude. Cependant les arguments que j'ai fait valoir pour le sujet de l'obs. 30 me
semblent applicables aussi à l'obs. 31. Chez les deux
malades qui suivent et dont j'ai sommairement indiqué
l'état, le doute n'était guère possible en raison de la
situation plus superficielle de la tumeur. Chez le dernier
sujet, où le diagnostic pouvait hésiter, l'événement a confirmé mon opinion ; dans ce cas, comme dans l'obs. 29,
la vésicule devait contenir des calculs biliaires qui la
distendaient, puisque les coliques hépatiques n'ont pas tardé
à éclater.

Ces faits ont un grand intérêt pratique ; l'histoire de la
trentième malade montre qu'au moyen de cures répétées
de Vichy, l'affection calculeuse, dont nous avons vu sans
doute les prodromes, a été arrêtée dans sa marche. Probablement aussi des concrétions biliaires peuvent séjourner
longtemps dans la vésicule, sans manifester leur présence
par aucun symptôme morbide ; c'est le cas d'un grand
nombre de vieillards. Mais chez des sujets moins avancés
en âge, plus exposés par conséquent à subir tôt ou tard
les crises si douloureuses des coliques hépatiques, il y a
grand intérêt à reconnaître et à combattre le plus tôt possible cette fâcheuse affection.

§ 4. *Coliques hépatiques signalées par des symptômes excep-*
tionnels.

La crise caractéristique de l'affection calculeuse du foie,
à savoir la colique hépatique, en général facile à reconnaître, présente parfois des caractères insolites qui peuvent
faire hésiter le diagnostic ; je vais citer quelques-uns de
ces cas particuliers.

Obs. 33. *Coliques hépatiques anciennes d'une fréquence et d'une*
intensité rares; la douleur commence toujours dans l'hypochondre
gauche où elle est le plus vive; trois cures de Vichy sont suivies
d'une guérison complète.

Mᵐᵉ P., de Paris, âgée de quarante-cinq ans, de tempérament bilieux nerveux, n'ayant jamais eu d'enfant, me fut adressée
en 1856 par mon ancien collègue de l'internat, le docteur Laroche,
comme atteinte de coliques hépatiques des plus violentes. «La maladie datait de quatorze années. Elle avait débuté par de la dyspepsie liée à la constipation. Dans le principe, les crises, quoique
vives, ne se reproduisaient que tous les deux au trois mois; plus tard
elles se rapprochèrent, et dans les derniers temps, leur intensité
et leur fréquence furent telles que la pauvre malade presque folle
de douleur, n'avait point vingt-quatre heures de repos par
semaine. Tout ce que la thérapeutique offre de ressources, a
été vainement employé. » M. Gendrin appelé en consultation par-
tagea entièrement l'opinion de M. Laroche sur la nature de la maladie et sur la nécessité de recourir à la médication de Vichy.

Cette dame arriva le 14 juin 1856 dans une état de grande
maigreur et d'extrème impressionnabilité nerveuse. Pour se mettre
le plus possible à l'abri de ses crises, elle a cru remarquer
qu'elle devait toujours se tenir au chaud, qu'elle ne devait manger
ni viandes, ni légumes farineux, ni œufs, ni laitage. La douleur
commence toujours dans l'hypochondre gauche, où elle est la plus
vive et d'où elle se propage à tout le ventre, *aux lombes et au*
coccyx. L'urine dépose souvent du sable rouge. A l'exploration de
l'abdomen, je trouve sur toute sa surface des bosselures dures,

résistantes, très-sensibles à la pression. A travers la tension des muscles, je constate que le foie dépasse de deux à trois centimètres le rebord costal; la rate est dans les limites normales; il n'existe aucune altération appréciable dans l'hypochondre gauche, où Mme P. éprouve fréquemment une sensation de chaleur brûlante.

La cure fut contrariée par quelques crises, mais suivie d'une amélioration notable. Le 22 mai 1857, la malade revint à Vichy: je trouvai les muscles abdominaux toujours excessivement contractiles, cependant plus de souplesse et une sensibilité moindre que l'année précédente, le foie toujours un peu tuméfié; les digestions étaient encore difficiles, les selles rares, les matières souvent «recouvertes de peaux blanches.» — Au bout de huit jours de traitement il y avait déjà un mieux sensible: la malade pouvait digérer de la viande; l'urine, souvent sédimenteuse, était redevenue claire.

Cette seconde cure fut suivie d'une amélioration très-marquée dans l'état de Mme P. Les crises hépatiques devinrent rares et n'eurent plus l'intensité d'autrefois. La malade revint encore le 4 avril 1858; à l'exploration de l'abdomen, je ne trouvai plus aucune altération appréciable; le foie avait ses limites normales.

Le 22 mars 1861, M. Laroche m'écrivit: «Depuis la troisième cure, la guérison de Mme P. est complète; je l'ai rencontrée il y a peu de jours; son état de santé est parfait; c'est le cas de guérison le plus remarquable que j'aie vu.»

OBS. 34. *Coliques hépatiques; douleur ressentie exclusivement dans l'hypochondre gauche.*

Une dame, âgée de soixante-dix-neuf ans, habitant également Paris, lymphatique, obèse, traitée trois ans auparavant pour un diabète dont elle est complétement guérie, vint à Vichy en 1856 pour des coliques hépatiques anciennes. «La recherche de calculs à la suite d'une crise assez violente a été sans résultat, m'écrivait M. le docteur Nandin. Mais la vivacité des douleurs, les vomissements non bilieux qui les accompagnent, l'ictère dont elles sont suivies et qui disparaît au bout de quelques jours quand les crises ne se répètent pas, le retour en apparence complet de l'appétit, la facilité des digestions, et l'absence de tout symptôme d'affection organique de l'estomac et du foie ne permettent guère d'attribuer à une autre cause qu'au passage de calculs à travers les voies biliaires, les indispositions intermittentes éprouvées par Mme X. M. Chomel a confirmé cette opinion et a indiqué comme indispensable à la guérison, le traitement par les eaux de Vichy. »

Les crises étaient devenues fréquentes dans les derniers temps ; la malade me dit qu'elle n'était jamais deux mois sans en éprouver une ; la dernière datait d'environ deux mois. La douleur se fait toujours sentir à *gauche exclusivement,* du flanc au nombril ; l'urine, habituellement normale, est trouble après chaque crise. Je trouvai le ventre extrêmement développé, mou, contenant des gaz, le foie et la rate dans les limites normales ; la palpation ne me fit reconnaître aucune altération d'organe. — La cure eut un effet favorable ; elle fut renouvelée l'année suivante.

Je citerai plus loin (obs. 38 et 39) des cas analogues où cette circonstance a fait hésiter pendant quelque temps le diagnostic. La transmission de la douleur calculeuse hépatique de l'hypochondre droit ou de l'épigastre à l'hypochondre gauche, est habituelle ; mais comment cette douleur a-t-elle son point de départ à gauche, ou peut-elle être ressentie exclusivement de ce côté ?

Il arrive assez fréquemment que, lorsqu'on palpe l'hypochondre droit de sujets atteints de coliques hépatiques, à la suite d'une crise ou à une époque plus éloignée, ils indiquent comme particulièrement douloureuse la région hépatique la plus déclive, celle qui correspond au tiers postérieur des dernières fausses côtes, où pourtant la palpation et la percussion ne font reconnaître aucune tuméfaction du foie, aucune espèce d'engorgement. Pendant la crise elle-même, la douleur la plus vive est ressentie quelquefois dans le dos. J'ai souvenir d'une dame atteinte d'une gastro-hépato-entérite grave, donnant lieu à des accès périodiques, pendant lesquels la plus forte douleur était rapportée à l'épaule droite et au cou. Ce

sont là des phénomènes de sensibilité réflexe, dont peuvent
rendre compte les communications nerveuses, mais dont
la cause nous échappe. Ils sont de même nature que la
douleur rapportée au genou dans la coxalgie, ou au gland,
lorsqu'il existe un calcul dans la vessie.

Parmi les observations que j'ai déjà citées et celles qui
suivront, il en est plusieurs qui font voir à quel degré
d'intensité les coliques peuvent atteindre. Quant à la *durée*
de ces crises, elle peut dépasser de beaucoup le terme ordinaire de quelques.heures. Une malade de Vienne, qui
vint à Vichy en 1859, avait eu, d'après la note de son médecin, une crise de colique hépatique qui dura dix jours,
et fut poussée jusqu'à l'imminence d'un dénouement fatal.
Un sculpteur de Paris, âgé de trente-quatre ans, de tempérament bilieux, me fut envoyé, en 1859, par mon ami
le docteur Laroche ; il avait tous les quinze jours environ
une crise qui durait cinq ou six jours, avec des vomissements incoercibles et d'horribles douleurs. Après la première saison, il n'eut que deux accès peu intenses ; après
la deuxième, l'année suivante, il n'a plus rien éprouvé,
et son travail, auquel il avait dû renoncer, n'a plus été
interrompu. L'obs. 33 a montré des crises extrêmement
fréquentes et prolongées ; dans le fait suivant, la maladie
a présenté encore plus d'intensité.

OBS. 35. *Coliques hépatiques ayant duré quatre mois presque sans
interruption. — Complet épuisement des forces. — Deux cures
de Vichy amènent la guérison. Quelques malaises ayant reparu
trois ans après, une nouvelle cure est suivie du retour complet à
la santé.*

Une dame de Paris, d'une forte constitution unie à une diathèse
herpétique, commença à éprouver en 1847, vers l'âge de quarante ans, des coliques hépatiques qui se répétèrent les années
suivantes avec plus ou moins d'intensité, à des intervalles plus ou

moins éloignés. L'ictère ne fut jamais très-prononcé; il disparaissait toujours assez promptement. Au mois de janvier 1855, elle fut reprise d'accès horriblement douloureux et qui se prolongèrent presque sans interruption jusqu'à la fin de mai. Les forces étaient complétement épuisées; la malade était souvent plus de quarante-huit heures à ne pouvoir prendre aucune nourriture, pas même une cuillerée d'eau, sans qu'il survînt de vives douleurs accompagnées de vomissements. M. Petit, appelé en consultation, confirma et le diagnostic du médecin ordinaire, et le conseil, malgré l'extrême faiblesse de la malade, de la transporter au plus vite à Vichy. Après un voyage des plus pénibles, elle fut huit jours sans quitter le lit où elle buvait l'eau minérale, et près duquel on lui apportait le bain. Au bout de ce temps, il se déclara un mieux sensible; et après un séjour de six semaines, pendant lequel elle prit quarante bains, elle se trouvait dans un état satisfaisant.

Dans le cours de l'hiver suivant, elle eut encore quelques crises, mais moins violentes; la malade fit une nouvelle cure à Vichy en 1856; le résultat fut si favorable qu'elle n'y retourna point les deux années suivantes. — Un peu de malaise à l'estomac et au foie la décida à s'y rendre de nouveau en 1859, époque où je la vis pour la première fois.

Elle avait alors toute l'apparence d'une forte santé; cependant elle avait conservé une grande disposition aux nausées; toute souffrance, toute émotion suffisait pour les ramener. Avant d'avoir suivi le traitement de Vichy, la malade était sujette à de très-fréquentes et très-fortes migraines; elles ont complétement disparu. L'exploration de l'abdomen ne me fit reconnaître aucune altération physique appréciable. La cure eut un plein succès, et en 1861 cette dame m'écrivit qu'elle jouissait d'une très-bonne santé.

On ne peut évidemment supposer que durant quatre mois il y ait eu passage continuel ou du moins engagement continu de concrétions biliaires dans les conduits excréteurs de la bile. La répétition d'une irritation dans certains organes émousse la sensibilité; elle l'exalte en d'autres. Je suis porté à admettre que la fréquente répétition des coliques calculeuses avait produit une gastro-

hépatalgie, peut-être une irritation gastro-hépatique, qui
se traduisit par le rejet presque absolu, pendant plusieurs
mois, de tout aliment ingéré, et qui se manifesta de nouveau, lorsque l'influence salutaire de la médication alcaline fut épuisée, par une continuelle disposition aux nausées. Quelle que soit la part qu'il faille faire à chacun
des deux éléments, primitif et consécutif, de la maladie,
l'influence curative du traitement de Vichy n'en ressort
pas moins dans toute son efficacité.

Une des observations précédentes, la 23ᵉ, a déjà montré
un exemple de la *forme inflammatoire* que présente parfois la colique hépatique ; c'est dans ce cas que le traitement antiphlogistique convient pendant l'accès. Cette
forme n'est pas rare; elle a été présentée entre autres par
le sujet de l'obs. 57, et par une dame dont je rapporte
sommairement le fait à l'occasion de la complication de
l'affection calculeuse du foie avec le rhumatisme. Chez le
malade dont je vais citer l'histoire abrégée, une fièvre
éphémère s'allumait à la suite de chaque accès.

OBS. 36. *Coliques hépatiques; l'oppression cesse quand le malade*
a provoqué le vomissement. Chaque crise est suivie d'un accès de
fièvre.

Marsepoil, journalier, de constitution moyenne, âgé de qua-
rante-quatre ans, entre à l'hôpital de Vichy, au Service des cures
minérales n° 28, le 4 août 1853, après avoir déjà pris une dizaine
de bains minéraux.

Les coliques hépatiques ont débuté il y a deux ans; mais depuis
plusieurs années, il éprouvait de petites crises qui ne duraient pas
plus d'une heure. Les accès sont caractérisés par une sensation de
resserrement extrêmement douloureux à l'épigastre et dans le dos,
avec une oppression extrême qui dure jusqu'à ce que le patient
« se soit fait vomir; » chaque accès est suivi de fièvre; à la période
de froid succède une chaleur brûlante, sans sueur (?); au bout de
vingt-quatre heures, le rétablissement est complet. Les digestions

sont assez bonnes. Le malade a fait une première cure de Vichy l'an passé; il a pris vingt et un bains; de nouvelles crises hépatiques ont eu lieu.

A son entrée à l'hôpital, le malade, qui vient d'avoir un accès très-violent, offre une teinte ictérique assez prononcée. L'exploration de l'hypochondre droit ne révèle aucune altération appréciable du foie. — (Bain chaque jour et six verres d'eau de la Grande-Grille.)

Plusieurs accès ont lieu durant la cure; le 29, veille de sa sortie, il s'en déclare un dans le bain. Pendant la journée, je constate l'état fébrile sans autre symptôme qu'un peu d'endolorissement à la région hépatique, lequel est augmenté par la pression. Le lendemain, le malade est revenu à son état habituel; l'ictère persiste; l'état général est satisfaisant.

Depuis, je n'ai obtenu sur cet homme aucun renseignement.

Obs. 37. *Coliques hépatiques revenant par accès périodiques.*

Un malade âgé d'une cinquantaine d'années, de tempérament bilieux, sec, d'une bonne constitution, habitant presque toute l'année une campagne saine, me fut adressé à la fin de mai 1859 par le docteur Lagout, d'Aigueperse. « Ce malade, m'écrivait-il, est sujet depuis fort longtemps à des crampes d'estomac excessivement douloureuses, ordinairement suivies d'un ictère plus ou moins prononcé. Ces crises non fébriles sont très-capricieuses; il s'est écoulé quelquefois quinze ou dix-huit mois entre deux accès. En 1847, pendant un séjour à Clermont, deux accès très-violents se produisirent deux jours de suite à la même heure; une forte dose de quinine fut prise et la colique ne revint plus. Une forte attaque eut lieu au mois d'avril dernier, accompagnée d'une jaunisse aussi intense et aussi complète que possible. Pendant longtemps j'ai cru à la nature purement névralgique de cette affection; j'incline aujourd'hui à penser qu'elle a pour cause des calculs biliaires, bien que, la recherche de ces concrétions n'ayant pas été faite assez exactement, je n'aie pu acquérir de certitude à ce sujet.»

Je ne trouvai aucune altération d'organe. Le malade fut soumis à une cure assez prolongée, à la fin de laquelle éclata une colique hépatique des plus violentes et des mieux caractérisées:

6

douleurs atroces en ceinture, nausées presque continuelles, vomissements répétés, ictère, apyrexie complète; elle se prolongea
au delà de trente heures, résistant à tous les moyens par lesquels
j'essayai de la combattre. Dès que la crise eut cessé, le malade,
dont la résidence est peu éloignée de Vichy, se hâta de s'y rendre;
je ne pus rechercher de concrétions biliaires dans la matière des
selles.

Trois mois après, en septembre, les coliques hépatiques revinrent d'une manière intermittente, plusieurs jours de suite à la
même heure, onze heures du soir. Croyant à l'influence régulière
de la digestion, M. Lagout fit changer l'heure des repas; la
crise revint à la même heure. Avant de recourir au sulfate de quinine, il voulut attendre encore pour être bien assuré du caractère
intermittent de la maladie; deux nouvelles crises eurent lieu, la
quinine fut alors administrée en lavement, et les accès cessèrent.

Au printemps suivant, le malade ayant été à Clermont, eut un
nouvel accès de colique hépatique; il reprit aussitôt et spontané-
ment du sulfate de quinine. Il vint faire à Vichy une deuxième
cure qui se passa sans accident. L'automne et le printemps suivant, il prit préventivement de la quinine.

Obs. 38. *Colique hépatique compliquée de symptômes de fièvre per-*
nicieuse. Tuméfaction du lobe gauche du foie : ictère persistant; les
douleurs se font toujours sentir dans l'hypochondre gauche. Guéri-
son.

Une dame âgée de quarante-cinq ans me fut adressée l'été dernier (1861) par M. le docteur Lasègue avec la note suivante :

« Mme *** est d'une constitution essentiellement nerveuse. Sans
subir de maladie proprement dite, elle a été sujette à des spasmes
multiples, à des névralgies protéiformes, à des troubles purement
nerveux de la vision. Bien que maigre et habituellement pâle, elle
est plus robuste qu'on n'inclinerait à le croire au premier aspect.

« Dans le courant de l'hiver dernier, Mme *** a ressenti les premières atteintes de la maladie actuelle. A diverses reprises et toujours la nuit, après quelques heures de sommeil, elle fut réveillée
en sursaut par une douleur vive, occupant la région hypochondriaque gauche. Cette douleur durait plusieurs heures, n'était

soulagée que par la marche au grand air, se manifestait sous la forme de spasmes assez peu définis, et disparaissait graduellement pour faire place au sommeil. Les crises, dont je n'ai pas été témoin, se répétèrent avec une fréquence variable. Ma première pensée fut qu'elles étaient dues à des coliques néphrétiques, l'idée d'une gastralgie si violente ne paraissant pas admissible. Cependant, le retour des accès à l'heure de la digestion, les symptômes vaguement décrits, mais assez incompatibles avec une affection des reins, me laissaient indécis, et j'eus recours à une médication alcalino-saline laxative qui éloigna les attaques douloureuses.

« Elles revinrent cependant, mais avec un léger ictère passager, sans douleur hépatique, sans souffrance à la pression, sans augmentation de volume du foie. Il devenait difficile de ne pas soupçonner tout au moins la participation de cet organe à la maladie. Une crise survenue il y a cinq ou six semaines, plus intense que les autres et parfaitement caractérisée, ne laissa pas de doute sur la nature des coliques. A la suite de douleurs atroces, le foie prit un volume presque double de celui qui avait été constaté quelques semaines auparavant; il devint très-sensible à la pression. La langue devint sale, la fièvre vive, le ventre ballonné, l'ictère intense. La maladie conserva au delà de quinze jours un caractère aigu, et ce n'est qu'après ce temps que les symptômes s'amendèrent. Le foie diminua dès lors rapidement, la fièvre disparut, les fonctions intestinales se rétablirent, la coloration jaune s'effaça graduellement.

La convalescence, aidée par l'usage, à petites doses, de préparations alcalines en boisson et en bains, était en bonne voie quand la malade fut reprise, il y a une dizaine de jours, d'une nouvelle atteinte de coliques moins violentes mais aussi caractéristiques. Le mal céda à une médication peu active. La vésicule paraissait cette fois être seule tuméfiée, sensible à la pression, le foie conservant ses dimensions. Devant cette récidive si prompte, il m'a paru nécessaire d'avoir recours, sans plus attendre, à la médication thermale. »

A son arrivée à Vichy, le 6 juin, la malade était dans un état de faiblesse extrême; à peine pouvait-elle faire quelques pas au dehors. Elle était maigre, jaune, la respiration courte, la voix faible.

Le ventre était plat, contracté; la tension était surtout prononcée dans l'hypochondre droit, où la percussion donnait un son mat dans une étendue de deux à trois travers de doigt au-dessous des premières fausses côtes, et sur une largeur à peu près égale; cette région était sensible au toucher (la tuméfaction était-elle due à une portion du foie ou au fond de la vésicule distendue?). L'appétit était faible, la digestion difficile, la langue normale; les selles étaient rares et peu colorées. Les douleurs spontanées se faisaient toujours sentir dans l'hypochondre gauche, où la palpation et la percussion ne révélaient aucune altération appréciable.

Je soumis la malade à un régime d'eaux minérales extrêmement modéré : quatre fois par jour un demi-verre (100 gr.) d'eau de l'Hôpital, et tous les deux jours un bain demi-minéral à 33 degrés C., de vingt minutes de durée : il fut assez bien supporté. Mais dès le septième jour il survint une crise de colique hépatique; la douleur la plus vive existait au côté gauche; cependant la plus légère pression sur l'hypochondre droit était très-douloureuse. Aux vomissements accompagnés d'ictère et d'une forte angoisse se joignit une fièvre violente qui débuta par un frisson. Au bout de quelques heures, ces symptômes s'étaient calmés; à la chaleur vive avait succédé une douce transpiration, lorsque la nuit suivante, presque à la même heure que la veille, il survint un nouveau frisson, plus violent que le précédent; il dura deux heures et fut suivi d'une forte chaleur avec fréquence et développement du pouls, et avec tout le cortège des symptômes caractéristiques d'une violente colique hépatique; le foie tuméfié, saillant, dépassait de quatre travers de doigt les fausses côtes; l'agitation et l'angoisse de la malade étaient extrême et m'inspirèrent de l'inquiétude. Je prescrivis 0^{gm},05 d'extrait gommeux d'opium à prendre d'heure en heure; et lorsque dans la journée, après l'administration de 0^{gm},20 d'opium, la fièvre se fut calmée, je fis commencer sans tarder l'usage d'une potion composée de sulfate de quinine 1 gramme dans 90 grammes d'eau de laitue avec 12 gouttes de laudanum Sydenham à prendre par cuillerée à soupe chaque heure.

Le commencement de la nuit fut calme; il y eut quelques heures de bon sommeil; vers le matin, il survint un peu de chaleur qui fut précédée d'un sentiment de froid dans le dos, accompagnée de douleurs en ceinture incomparablement moins vives que la veille. La potion au sulfate de quinine fut répétée, et le lendemain il ne restait à la malade qu'un grand accablement avec un sentiment de meurtrissure au côté droit. Il s'était déclaré un ictère foncé avec selles blanches et coloration brune des urines.....

J'abrége le détail de cette observation déjà longue; un état de fièvre continue qui succéda à cette violente crise, avec rougeur et sécheresse de la langue, douleurs et sensibilité vive à la pression de tout le ventre, fut combattu par l'administration de légères doses d'huile de ricin et par des bains simples; le calomel, qui me semblait très-indiqué, fut imperturbablement refusé par la malade dont les idées très-exaltées n'étaient pas moins nettement arrêtées. — Au bout d'une douzaine de jours, je recommençai à prescrire l'eau de l'Hôpital par quarts de verre, puis à des intervalles de deux ou trois jours, des bains légèrement minéralisés et d'un quart d'heure seulement de durée, tant la faiblesse était grande et tant je craignais par une médication plus active, de ramener l'acuité des symptômes à peine calmée.

Le 10 juillet il se déclara une nouvelle crise hépatique moins vive que la précédente, et sans les accès fébriles intermittents que j'avais observés la première fois. L'excitation qui en fut la suite, s'apaisa peu à peu, la sensibilité du ventre diminua, l'appétit se réveilla, l'ictère finit par se perdre presque entièrement, les forces revinrent; la malade put aller à petits pas, boire l'eau minérale à la source. (L'eau de la Grande-Grille que j'avais essayé de substituer à celle de l'Hôpital, avait paru irriter l'estomac : on revint donc à cette dernière, qui était bien supportée.)

Dans la seconde moitié de juillet, la malade put prendre sans fatigue un bain presque chaque jour; et quand elle quitta Vichy, le 27 de ce mois, après avoir pris vingt bains minéraux, son appétit était bon, la langue normale, les selles étaient régulières, mais les matières toujours décolorées. La plaque dure que j'avais constatée dans l'hypochondre avait presque entièrement disparu; à peine le bord du foie dépassait-il d'un travers de doigt les premières fausses côtes.

Le 25 mars dernier, je reçus de M. Lasègue les renseignements suivants : « Depuis son retour à Paris, Mme *** n'a éprouvé ni re-

chute ni menace de nouveaux accidents. Elle a repris un notable
embonpoint, ses disgestions sont régulières et elle n'est plus sujette aux accès de diarrhée qui préparaient les crises. La seule
trace qu'elle ait conservée de sa maladie est une teinte pâle et
subictérique. »

J'ai rapporté (obs. 26 et à sa suite) deux cas où l'affection calculeuse s'annonça par des accès de fièvre intermittente. Mais en outre j'ai cité (obs. 9 et 21) le fait de
malades chez lesquelles les accès de colique hépatique revinrent durant plusieurs jours quotidiennement à la même
heure.

On verra plus loin que chez les sujets des obs. 60 et 71
les crises se terminaient souvent par des accidents rémit-
tents ou intermittents, auxquels on opposait avec succès
les préparations de quinine.

Les obs. 9, 21 et les deux dernières me semblent démontrer la possibilité du retour périodique, en dehors de
toute influence appréciable (telle que l'intoxication paludéenne, le travail digestif), de crises véritablement calculeuses ; les accès dont j'ai été témoin chez les sujets
des obs. 9 et 37, accès absolument semblables, d'après
eux, à leurs crises périodiques, n'étaient autres que les
coliques hépatiques les mieux caractérisées ; le sulfate de
quinine n'en exerça pas moins son action habituelle contre
l'élément intermittent.

Quant au caractère pernicieux des crises de la dernière
malade, il est pour moi hors de doute. — Ayant habité
pendant deux ans une contrée (la Syrie) où les fièvres pernicieuses ne sont pas rares, je fus frappé, chez le sujet de
la dernière observation, du caractère insolite que présentaient les accès de colique calculeuse : c'était bien avec
une forte fièvre, cette agitation, cette angoisse particulière,
qui s'observent dans certaines fièvres pernicieuses, et qui
me firent songer tout d'abord à cette redoutable affection.

Un médecin fort distingué de la marine, M. Fonssagrives, qui a eu comme moi l'occasion d'observer bien des cas de fièvre pernicieuse, et qui fut témoin de l'un des accès fibriles de Mme ***, n'hésita pas à confirmer mon diagnostic, ainsi que la médication à laquelle j'eus recours, et qui fut suivie d'un plein succès.

A la complication près de ces accès pernicieux, il est remarquable qu'à quelques semaines de distance, la scène pathologique qui s'était offerte à M. Lasègue, se soit représentée à mon observation ; à la suite d'une violente colique hépatique, même état de fièvre continue avec tuméfaction du foie et sensibilité excessive du ventre, même durée de ces symptômes, même retour, pendant la convalescence, d'une crise moins violente que la première.

§ 5. *Expulsion de concrétions biliaires.*

J'ai déjà eu l'occasion de dire que je ne puis partager l'opinion de ceux qui ont prétendu que l'expulsion des calculs biliaires, à la suite des coliques hépatiques, est un fait exceptionnel. J'ai dit que si l'on ne rencontre pas plus souvent de ces concrétions dans la matière des selles rendues après ces crises, c'est qu'on ne les recherche pas avec assez de soin ou de persévérance, et que souvent, comme il m'est arrivé à moi-même, on ne les recherche pas du tout.

Si l'émission de ces concrétions ne suit pas toujours de près la colique calculeuse, déterminée par leur passage à travers les canaux biliaires, c'est qu'elles peuvent séjourner quelque temps dans l'un des intestins. Je citerai à ce sujet l'observation suivante, qui me paraît offrir de l'intérêt à plusieurs titres.

OBS. 39. *Colique hépatique.* — *Douze années d'immunité après une cure de Vichy. Récidive; hypertrophie du foie; expulsion d'un calcul volumineux à la suite d'une crise moins douloureuse que les précédentes.* — *Le point de départ des douleurs est toujours dans l'hypochondre gauche.*

M. ***, soixante-sept ans, habitant la Dordogne, d'une haute stature, un peu replet, d'une constitution primitivement forte, très-affaiblie dans ces derniers temps, vint me consulter au mois de juillet 1855.

Ayant été atteint de coliques hépatiques, il avait fait une cure à Vichy en 1838; il avait bu l'eau de l'Hôpital, puis celle de la Grande-Grille et pris les bains. A son retour chez lui, il eut une forte crise, puis il resta exempt de coliques hépatiques pendant douze ans. M. Prunelle lui avait conseillé l'usage des fruits, du raisin, du jus de carottes, associé à l'emploi de pilules de calomel. Ce fut en 1850 que les coliques reparurent, et depuis les crises revinrent de plus en plus fortes. M. *** n'a jamais eu de vomissements pendant ses accès, à moins qu'ils ne se déclarassent au sortir du repas. On a trouvé autrefois des calculs biliaires dans ses selles; à la suite des dernières crises, cette recherche a été infructueuse.

A l'examen du ventre je trouvai le foie débordant les fausses côtes de trois à quatre travers de doigt, sensible à la pression. Quand M. *** quitta Vichy, cet organe avait un peu diminué de volume et l'état général s'était sensiblement amélioré.

Un an après (juillet 1856) je reçus de la fille du malade, jeune femme aussi dévouée qu'intelligente, une lettre d'où j'extrais les détails suivants : «Après avoir joui d'une assez bonne santé, M. *** est tombé malade à la fin de mai. Il est alité depuis trente-quatre jours, ne prenant absolument aucune espèce de nourriture; aussi est-il d'une maigreur effrayante, et tous les jours il s'affaiblit davantage. Il n'a jamais de fièvre. La maladie consiste toujours en des coliques hépatiques; il y a quinze jours il a rendu par les selles un calcul à facettes, d'une grosseur prodigieuse. Il avait eu «une colique d'estomac» assez forte douze ou quinze heures avant de le rendre, mais elle fut loin d'être aussi violente et aussi prolongée que bien des crises précédentes. Il souffre peu du côté droit, mais considérablement du coté gauche, qui a pris beaucoup de volume. Selon le médecin, c'est le foie qui se prolonge jusqu'à la rate, et qui est malade de ce côté là; il trouve que la rate est elle-même engorgée. Les premiers jours, on crut avoir affaire à des coliques néphrétiques, attendu que les douleurs partent de la hanche gauche, qu'elles gagnent le bas-ventre et laissent à leur suite une souffrance continue dans les reins, laquelle s'étend tout le long du dos. Rien n'a pu encore calmer ces douleurs; l'opium même est très-souvent impuissant. Il existe en outre une constipation opiniâtre avec de continuels gargouillements dans l'estomac et le ventre; c'est lorsque des efforts sont faits pour rendre des gaz ou pour aller à la selle, que les douleurs dans le ventre et les reins deviennent insupportables. »

Le pauvre malade désirait ardemment retourner à Vichy, dont les Eaux lui avaient été jadis si salutaires. Je fus d'avis que dans son état d'excessive faiblesse jointe à son âge avancé, il serait imprudent d'entreprendre un voyage aussi long; je conseillai de lui faire boire de l'eau de Vichy transportée.... Quelques semaines plus tard, j'appris qu'il avait succombé.

D'après les détails de la lettre que je viens de citer, il est probable que ce volumineux calcul n'avait pas traversé les voies biliaires au moment de la colique « moins violente et moins prolongée que beaucoup d'autres, » qui avait précédé de douze ou quinze heures l'expulsion de la concrétion ; « colique d'estomac, » disait la lettre, comme pour différencier cette crise des coliques hépatiques.

En pareille circonstance, différentes suppositions sont possibles. Les conduits biliaires peuvent subir, par suite du passage répété des concrétions, une distension considérable. Le professeur Bamberger cite[1] l'autopsie d'un calculeux, dont les plus petits canaux biliaires pouvaient admettre une plume de corbeau et même une plume d'oie, et dont le canal cholédoque avait acquis les dimensions

---

[1] *Handbuch der spec. Path.*, v. Virchow, t. VI, 1re part., 2e divis., p. 620.

de l'intestin grêle. Des faits analogues ont été rapportés par différents auteurs. Lorsqu'un calcul a traversé le canal hépatique ou le conduit cystique, il faut évidemment un effort bien moindre pour lui faire franchir le canal cholédoque, où il peut séjourner quelque temps, sa présence y étant indiquée par une douleur constante à l'hypochondre jointe à de l'ictère; et c'est à la suite d'un nouvel et moindre effort d'expulsion que le calcul tombe dans l'intestin. La douleur seule (rapportée à l'hypochondre gauche) est signalée dans le cas qui nous occupe; il n'est point parlé d'ictère.

Il arrive aussi que la concrétion, après avoir traversé les voies biliaires, s'arrête assez longtemps dans l'intestin, où son volume peut augmenter beaucoup. Dans ce cas, les facettes, déterminées par la juxtaposition de plusieurs calculs dans la vésicule, tendent à s'effacer ou du moins à perdre beaucoup de la netteté de leurs plans et de leurs arêtes. Le fait de la grosseur extraordinaire d'une concrétion doit porter à admettre cette supposition, et tel a sans doute été le cas chez le sujet de l'observation précédente.

Enfin, il est possible, ainsi que l'ont montré de nombreuses autopsies, qu'une voie artificielle donne passage à des calculs de la vésicule (ou d'un point quelconque des canaux biliaires) dans l'intestin, à la suite d'une inflammation adhésive entre les parties contiguës, inflammation suivie de perforation. Nous avons vu, au sujet de la malade de l'obs. 19, que telle est l'opinion que s'est formée M. Bazin pour expliquer la sortie de calculs volumineux rendus par elle. Les signes d'un pareil travail pathologique ne sont pas toujours faciles à reconnaître; on ne pourra le diagnostiquer que lorsqu'on aura constaté chez un calculeux, avant l'expulsion d'une concrétion, les symptômes d'une entéro-péritonite locale. Il ne semble pas

qu'il en ait été ainsi chez le sujet de l'observation précédente, qui jamais n'avait eu de fièvre, et chez qui d'ailleurs les coliques hépatiques continuaient à se déclarer
avec une grande violence, circonstance qui rend moins
probable l'existence d'une voie de communication anormale, au moins de la vésicule à l'intestin. Rien de semblable n'a existé non plus chez une malade dont voici
sommairement l'histoire.

Obs. 40. *Expulsion de calculs de la grosseur d'une noisette à la suite
de coliques hépatiques. — Après une cure de Vichy, la guérison
s'est maintenue parfaite depuis cinq ans.*

Une dame âgée de quarante-six ans, d'une bonne constitution,
bien réglée, me fut adressée en 1856 par le docteur Hervé (de La-
vaur). Atteinte, depuis un an, à la suite d'un grand chagrin,
d'une série d'accès de coliques hépatiques, elle n'avait jamais eu
de symptômes d'une affection aiguë du foie ou des intestins; dans
ces derniers temps elle avait rendu par le rectum plusieurs calculs
de la forme et du volume d'une noisette.

A son arrivée à Vichy, je constatai une sensibilité vive à la pression de tout le côté droit de l'épigastre, mais il n'existait aucun
engorgement appréciable du foie ni des organes voisins; la langue
était normale, la digestion habituellement lente. — La cure ne
présenta aucun incident particulier. Cinq ans après, M. Hervé auquel je demandai des renseignements sur cette malade, me répondit (mars 1861) «qu'elle va bien; elle n'a pas eu de nouvelle
crise depuis l'emploi des eaux de Vichy; pas non plus de gravelle
urique.»

La date récente de la maladie, qui ne devait pas faire
supposer un élargissement des conduits biliaires, capable
de donner passage à d'aussi grosses concrétions, leur
forme plus ou moins globuleuse, l'absence de tumeur
formée par la vésicule distendue, me portent à admettre
que, dans ce cas encore, les calculs ont séjourné dans
l'intestin où ils ont acquis leur volume.

OBS. 41. *A la suite de violentes coliques hépatiques un abcès se forme à l'hypochondre; on l'ouvre, il donne issue dans l'espace de six mois à une soixantaine de calculs; deux cures de Vichy; la guérison se maintient depuis trois ans.*

Une dame âgée d'une quarantaine d'années, fut envoyée à Vichy au mois de juillet 1858, par M. le docteur Baudry, de Mortagne, avec la note suivante :

«Au mois de septembre 1856, cette dame a souffert de gastralgie, accompagnée d'anorexie, de constipation et de douleurs aiguës dans l'hypochondre droit. Une médication antiphlogistique active fit disparaître ces symptômes au bout d'un mois. Au mois de mars 1857, ils reparurent; il se déclara de violentes coliques hépatiques, bientôt apparut une tumeur très-sensible à la pression sous les fausses côtes droites; elle fit des progrès malgré un traitement des plus énergiques. Enfin la fluctuation devint manifeste, et le 23 juillet, je me décidai à ouvrir l'abcès, qui donna issue à une grande quantité de pus, et à un nombre assez considérable de calculs biliaires de différente grosseur; ils étaient composés en grande partie, de cholestérine unie à de la matière colorante jaune.

«La faiblesse était extrême; je soutins les forces au moyen de toniques, de sirop et vin de quinquina etc. La mixture de Durande fut aussi administrée. J'entretins l'ouverture de l'abcès, ce qui facilita pendant longtemps et de temps à autre, la sortie de calculs. L'induration de la région sous-costale a disparu peu à peu; aujourd'hui l'état de Mme *** est très-bon, mais je lui ai conseillé les eaux de Vichy pour éviter la formation de nouvelles concrétions. »

A son arrivée à Vichy, le ventre était parfaitement souple; on ne sentait sous les côtes ni le bord du foie ni la vésicule biliaire. Dans l'hypochondre droit, on voyait au niveau de l'ombilic, une cicatrice arrondie, profonde à recevoir l'extrémité d'un doigt; la plaie dont elle résultait était restée ouverte six mois, à ce que m'apprit la malade, et avait donné passage à une soixantaine de pierres au moins; une seconde cicatrice plus petite se trouvait en dehors de la première. Les digestions se faisaient bien, l'état général était satisfaisant.

D'après mon conseil, cette dame fit deux cures consécutives en 1858 et 1959 ; et l'an passé, une lettre m'informa que depuis la première saison, sa santé n'a cessé d'être bonne ; à peine ressent-elle à de longs intervalles, de légers picotements au point où s'est formé l'abcès. Il n'y a plus eu la moindre crise hépatique ; et le médecin de la malade croit à une guérison bien complète.

M. Fauconneau-Dufresne n'a pu réunir que 19 cas de fistules biliaires occasionnées par des calculs[1]. Depuis lors, le professeur Oppolzer en a recueilli de nouveaux exemples[2]. Ces fistules ont en général leur siége vers le bas-fond de la vésicule, dont les parois ont été ulcérées par les concrétions ; à en juger par le point déclive où s'est formé l'abcès de la malade dont j'ai rapporté l'his-toire, ce serait ce même organe qui aurait été le point de départ du travail inflammatoire. Dans quelques-uns des cas réunis par M. Fauconneau-Dufresne, on eut peine à empêcher la cicatrisation immédiate de la plaie extérieure ; dans d'autres au contraire, on ne parvenait pas à l'ob-tenir. Il me semble qu'il y a lieu d'imiter la conduite sui-vie par le docteur Baudry chez sa malade : maintenir l'ou-verture de la plaie fistuleuse, jusqu'à ce que l'ensemble des symptômes locaux fasse supposer que la poche s'est vidée de toutes les concrétions qui l'obstruaient ; puis em-ployer sans retard une médication propre à empêcher la formation de nouveaux calculs.

OBS. 42. *Accès de coliques hépatiques signalés par des superpurga-tions bilieuses très-abondantes. Complication d'une affection utérine à l'état subaigu et de gravelle urique. A la suite d'une première cure, il est rendu des quantités considérables de concrétions biliaires. Nouvelle amélioration de tous les symptômes à la suite d'une se-conde cure.*

Une dame, âgée de quarante ans, d'une constitution sèche et ner-

[1] *Précis des malad. du foie*, 1856, p. 345.
[2] *Zeitschrift der Gesellsch. der Ærzte in Wien*, novembre 1860.

veuse, ayant eu treize enfants, et souffrant depuis sa dernière couche d'une métrite (caractérisée par une dureté ligneuse avec sensibilité vive du col, antéversion et obliquité de l'utérus), me fut adressée en 1855 par notre regretté confrère Aran.

Cette dame était sujette en outre depuis neuf ans, à des coliques hépatiques. «Cette association pathologique, m'écrivait cet habile observateur, va jusqu'à une espèce de solidarité des deux affections, l'exacerbation de l'une se traduisant immédiatement par une exacerbation de l'autre. Quoi qu'il en soit, chaque attaque de colique hépatique, ordinairement composée de plusieurs accès, est accompagnée de nausées, de vomissements bilieux et surtout de superpurgations bilieuses d'une abondance extrême; on croirait avoir affaire à un véritable flux de bile. Ce qu'il y a de vraiment étrange, c'est la susceptibilité excessive des voies digestives au moment des accès. Prévenu par la malade, chez laquelle la constipation est habituelle en temps ordinaire, et qui était constipée dans une de ses attaques au début, j'ai prescrit un purgatif très-doux, et cependant il y a eu peut-être quarante garde-robes en douze heures, des phénomènes de collapsus et d'affaissement presque cholériformes.

Les époques menstruelles sont souvent douloureuses et ramènent quelquefois des accidents hépatiques; ainsi il se déclare assez souvent, quelques jours avant les règles ou pendant leur durée, des douleurs dans la région du foie, et même de l'ictère. Le repos est extrêmement utile à la malade: il suffit souvent d'un peu de fatigue, d'une promenade en voiture pour ramener ces accidents. Aussi ne suis-je pas entièrement sans inquiétude sur la manière dont s'effectuera le voyage; toutefois le bénéfice que j'attends du traitement de Vichy me fait insister pour un prompt départ.»

Outre l'affection calculeuse du foie, cette dame avait habituellement un dépôt abondant de sable rouge dans ses urines. Le foie avait ses limites normales, mais la vésicule biliaire faisait saillie dans l'hypochondre, et tout le côté droit présentait une grande hyperesthésie à la pression.

Pendant la cure, la malade eut deux crises de coliques hépatiques.... Après qu'elle eut pris vingt-trois bains dans l'espace de quatre semaines, je trouvai la vésicule moins saillante, la sensibilité de l'hypochondre diminuée, le col de l'utérus moins dur, toujours très-sensible à la pression du doigt.

Le 12 février 1856, je reçus du docteur Aran les informations suivantes : « La malade s'est très-bien trouvée du traitement de Vichy. Auparavant elle avait des crises hépatiques assez fréquentes, et surtout très-violentes, qui la retenaient au lit sept ou huit jours. Depuis son retour, les crises reviennent peut-être un peu plus fréquemment, mais elles durent bien moins ; les douleurs se dissipent assez souvent en douze heures. L'ictère continue à accompagner les crises et persiste plus longtemps que les autres accidents. Elle rend constamment depuis sa cure des quantités considérables de concrétions biliaires ; et dans son opinion il ne se passe pas de jour qu'elle n'en évacue une certaine quantité. De même les urines continuent à déposer du sable rouge, au milieu duquel se retrouvent de petits graviers noirs.

« La région du foie est moins douloureuse que par le passé et l'on sent par moments dans l'hypochondre une grosseur que je suis porté à regarder comme la vésicule biliaire dilatée. Les conditions physiques du col de l'utérus sont sensiblement les mêmes, la station debout et la marche sont un peu difficiles lorsqu'elles se prolongent. Les règles autrefois abondantes, arrêtées avant la saison de Vichy, avaient reparu, mais elles ont manqué le 6 février ; la malade semble toucher à la ménopause. »

Elle revint à Vichy le 30 juillet, ou plutôt elle y fut transportée. Pendant le trajet de Paris à Vichy elle avait eu des vomissements répétés et plusieurs syncopes. Un élément nouveau était venu compliquer cette maladie déjà complexe ; asthmatique depuis longtemps, cette dame avait été récemment atteinte d'une bronchite aiguë, suivie d'un catarrhe pulmonaire. Je constatai de nouveau une vive sensibilité de toute la région sous-costale droite sans matité anormale. Tout le ventre était souple, la digestion très-difficile. La saillie que j'avais rapportée l'année précédente à une distension de la vésicule, avait disparu....

Le début du traitement fut retardé par des crises de suffocation avec quintes de toux, suivies de coliques hépatiques violentes. Je recueillis à plusieurs reprises dans la matière des selles, des quantités considérables de grains noirs qui ne se dissolvaient ni dans l'eau, ni dans l'éther, ni dans l'acide nitrique bouillant, ni dans les alcalis. Enfin, le 7 septembre, la malade avait pris vingt-deux bains et bu chaque jour quelques verres d'eau du puits Chomel. L'état général s'était notablement amélioré. Je trouvai le col de l'utérus dans la situation et à la hauteur normales, bien moins dur que par le passé et peu sensible; la tumeur péri-utérine qui était venue compliquer l'affection de la matrice, était elle-même moins saillante qu'au début de la cure et beaucoup moins douloureuse.

Pendant les premiers mois de 1857 l'état de la malade était assez satisfaisant; là s'arrêtent les renseignements à son sujet.

Au point de vue qui nous occupe, deux circonstances sont surtout à noter dans l'observation qui précède : c'est d'abord le flux bilieux très-abondant qui accompagnait, avec les vomissements, chaque accès de colique hépatique; c'est un phénomène peu commun, que j'ai rencontré chez quelques malades seulement, notamment chez le sujet de l'obs. 54; ces sortes de crises, apparaissant sous l'influence de la cure, semblaient exercer sur l'état des malades une action favorable. Ce qu'il faut remarquer ensuite, c'est la quantité considérable de concrétions biliaires dont l'émission a suivi la première cure de Vichy.

L'affection utérine assez grave qui existait en même temps, par le défaut presque absolu de mouvement qu'elle entraînait, peut rendre compte du haut degré qu'atteignit l'affection calculeuse du foie, ainsi que de la grande quantité d'acide urique rendue par cette malade, dont la diathèse goutteuse était bien prononcée. La circonstance d'une métrite sub-aiguë explique le peu d'efficacité qu'a eu le traitement de Vichy contre l'affection de matrice. Malgré la persistance de cette influence défavorable, il est à noter que chacune des deux cures a été suivie d'une amélioration soit dans l'état général de la malade, soit dans chacun des éléments morbides qu'elle présentait.

Quant à la substance que j'ai retirée des selles après les crises hépatiques, elle paraît appartenir à cette variété de *gravelle* biliaire qu'on a nommée *mélanique* ou *charbonneuse*. Cette matière se trouve dans les follicules de la muqueuse de la vésicule; d'après M. Fauconneau-Dufresne, elle forme quelquefois des concrétions noires, aplaties, ovalaires, à cassure semblable à celle de la cire à cacheter. Selon M. Bérard, de Montpellier, ces concrétions proviendraient d'une altération de la matière colorante de la bile, qui aurait pour effet d'augmenter notablement la proportion du carbone. On trouve un nouvel exemple de cette espèce de gravelle dans l'observation suivante :

Obs. 43. *Apparition de coliques hépatiques à l'âge de seize ans; complication de gravelle urique. Une crise violente qui a lieu pendant la cure, est suivie du rejet de petits grains noirs (gravelle charbonneuse).*

Françoise H..., vingt-quatre ans, lingère à Clermont, d'une assez bonne constitution, atteinte depuis huit années, de coliques hépatiques, entre à l'hôpital de Vichy, le 19 juillet 1853. Cette jeune femme, mère de deux enfants, a eu de fréquentes crises hépatiques avant sa première couche, elles duraient quelques heures, une nuit ou une journée entière; elle a souvent rendu, dit-elle, des graviers dans ses selles. Durant l'intervalle de cinq mois, qui a séparé l'accouchement et le début de la deuxième grossesse, elle n'a pas eu de crises, pas non plus depuis sa dernière couche qui remonte à trois mois et demi. Mais la région du foie est restée douloureuse. L'urine dépose fréquemment une poussière rouge; la malade est habituellement constipée. Venue à Vichy au commencement de ce mois, elle a fait usage depuis le 4, d'eau de la Grande-Grille; elle a pris huit bains en quinze jours. Le 15, elle eut un violent accès de colique hépatique qui dura vingt-quatre heures. De ce moment jusqu'à celui de son entrée à l'hôpital, elle n'a cessé de souffrir de tout le côté droit, et elle est restée constipée.

Le 19, elle offre l'état suivant : la face porte l'expression de la souffrance. Elle présente une teinte générale jaune ictérique. Elle

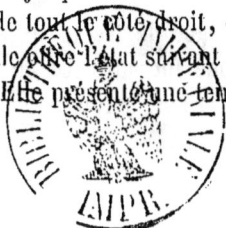

7

se plaint de douleurs à l'épigastre, à l'hypochondre droit et dans le dos, lesquelles irradient jusque dans l'épaule droite et les deux seins. A l'examen du ventre, je constate que le foie fait une saillie de 0^m,02 environ au-dessous du rebord costal; la rate dépasse de plusieurs travers de doigt les fausses côtes gauches ; et s'étend en avant jusqu'à 0^m,04 de la ligne blanche. Un intervalle très-net sépare les deux organes hypertrophiés. (La malade a eu, il y a trois mois, une fièvre d'accès qui a duré une quinzaine de jours, c'est la seule.) — Potion calmante. Cataplasmes très-chauds sur le côté.

Le 20, les douleurs se sont calmées. Une selle a eu lieu; en délayant la matière dans l'eau, j'isole une grande quantité de *petits grains noirs*, *brillants*, *irréguliers*, *assez friables*. J'en traite quelques-uns d'abord par l'alcool, par l'éther, puis successivement par l'acide nitrique et par la potasse; ils ont peu perdu de leur volume; la petite masse qui reste insoluble est portée dans la flamme d'une lampe à esprit de vin; elle y brûle comme du charbon en dégageant une odeur empyreumatique.

Ce même jour, la malade va au bain de piscine, et reprend l'usage de l'eau de la Grande-Grille. Dans la soirée du 22, il survient une nouvelle crise hépatique de peu de durée, à laquelle dans la nuit succèdent deux autres accès. Elle compare les douleurs qu'elle ressentait à la ceinture et dans l'épaule, à celles que déterminerait le passage d'un fer chaud.

Le lendemain elle est calme; les journées du 23 et du 24 sont bonnes. Le 25, la teinte ictérique a diminué; la malade prend encore trois bains et quitte Vichy. — Je n'ai obtenu sur elle aucun renseignement ultérieur.

Obs. 44. *Symptômes de coliques hépatiques chez une femme affectée de tænia. A la suite de l'administration d'eau de Vichy en boisson et d'eau de Marienbad en lavement, il est rendu une grande quantité de concrétions de la grosseur d'une noisette, formées de margarate de chaux, et les symptômes de la maladie s'arrêtent.*

Une dame habitant la Russie, âgée de trente-six ans, d'une bonne constitution, bien réglée, me fut adressée en 1860, par M. le docteur Veh de Moscou, avec la note suivante :

« Cette dame, jouissant habituellement d'une bonne santé, a eu le ver solitaire dont elle a été débarrassée par l'emploi du kousso pendant l'été de 1859. Des symptômes évidents de la présence de calculs biliaires m'avaient fait essayer d'abord le remède de Durande, dont l'effet ne fut pas satisfaisant. L'usage de l'eau de Vichy, puis de celle de Marienbad diminua pour quelque temps l'intensité des coliques bilieuses, pendant et après lesquelles j'ai découvert dans les excréments des concrétions molles, composées de margarate de chaux, avec une grande masse de glaires gluantes. De très-forts accès de coliques hépatiques ayant reparu, exigèrent une cure plus sérieuse, qui se composa d'eau de Vichy en boisson (quatre verres par jour), d'un lavement quotidien d'eau de Marienbad (Kreuzbrunn), ainsi que de bains de son, deux fois par semaine. Pendant cette cure, des concrétions dures de la grosseur d'une noisette furent évacuées en grand nombre; elles avaient la même composition chimique que les précédentes. Depuis cette époque qui remonte à plus de trois mois, les coliques bilieuses n'ont pas reparu, l'excrétion de calculs a cessé; l'appétit est bon, l'état général très-satisfaisant, mais pour éviter une récidive qui est à craindre, j'ai conseillé une cure aux sources mêmes de Vichy. » La malade ne présentait aucune altération d'organe, et le traitement fut suivi sans incident particulier.

Ici, comme dans l'obs. 42, l'expulsion *d'une grande quantité de concrétions biliaires* a suivi de près l'administration de l'eau de Vichy, secondée par un moyen thérapeutique dont l'emploi ne nous est pas familier, mais dont on comprend l'indication dans la maladie qui nous occupe. Des lavements laxatifs donnés chaque jour ont pour premier effet avantageux de combattre la constipation si fréquente chez les sujets atteints de lithiase biliaire, lorsque surtout ils font usage d'eau de Vichy, qui, exerçant une action diurétique, augmente souvent plutôt qu'elle ne diminue la tendance à la constipation. La stimulation que les lavements purgatifs produisent sur l'intestin, peut aussi favoriser l'expulsion de concrétions, soit encore retenues dans l'appareil biliaire, soit déjà parvenues dans le tube digestif.

Dans le cas particulier, la composition des calculs formés par la précipitation d'un acide gras semblait indiquer spécialement la cure alcaline.

§ 6. *Symptômes consécutifs.* — *Distension et inflammation de la vésicule biliaire et du foie.*

Comme on a pu s'en convaincre par les observations que nous avons citées, l'époque du retour des crises est aussi variable que leur durée. Après une attaque composée parfois de plusieurs accès qui peuvent présenter une certaine périodicité dans leur apparition (comme on en a vu des exemples dans les obs. 9, 21, 37, 38), il peut s'écouler quelques mois ou quelques années avant qu'une nouvelle attaque ait lieu. Celle-ci arrive presque toujours sans cause appréciable, quelquefois à la suite d'écarts de régime ou de mouvements violents, d'une course forcée, ainsi que je l'ai observé une fois à Vichy, circonstance bien propre à déterminer le déplacement et l'engagement de calculs dans les canaux biliaires. Quelques femmes indiquent l'époque de la menstruation comme prédisposant au retour des coliques hépatiques (voy. obs. 4, 42).

Le plus souvent elles reviennent sans prodromes; d'autres fois elles sont annoncées par le trouble de la digestion, par une sensation de pesanteur à l'estomac après les repas, une douleur sourde dans le foie, assez fréquemment liée à une teinte légèrement ictérique de la peau. Ordinairement les attaques finissent par se rapprocher, et nous avons cité l'histoire de quelques malades chez qui la succession répétée de ces crises si douloureuses avait progressivement amené un affaiblissement considérable de tout l'organisme.

Assez habituellement les coliques hépatiques, surtout lorsqu'elles ont été violentes et prolongées, laissent à leur suite une *douleur dans la région du foie*, douleur sourde, comparable à celle qui suit une contusion. Le siége en est sans doute aux points des conduits biliaires sur lesquels a porté la distension la plus forte. Elle se dissipe quelquefois en peu de jours, mais il n'est pas rare qu'elle persiste plusieurs semaines. Il est probable qu'il s'est développé dans ces cas une hépatite-subaiguë locale, ou plutôt une inflammation des voies biliaires, qui quelquefois, comme dans le cas suivant, se complique d'une irritation gastroentérique chronique.

Obs. 45. *A la suite d'un violent accès de colique hépatique, il reste au côté une douleur qui après deux mois et demi n'est pas encore dissipée.*

Une dame de la Haute-Loire, atteinte pour la première fois de colique hépatique à l'âge de vingt-sept ans, à la suite d'une couche, vint au bout de dix-huit mois, faire une première cure à Vichy en 1855. Les digestions étaient quelquefois lentes; le foie ne présentait aucune altération appréciable, il existait un piqueté rouge vif à la pointe de la langue; ce symptôme persistait encore à la fin de la cure, mais les digestions se faisaient mieux. Elle fut sept mois sans éprouver de colique hépatique; au mois de mars, elle en eut une horriblement douloureuse qui dura vingt-quatre heures et à la suite de laquelle elle rendit des calculs. Revenue le 27 juin 1856, elle prit les eaux pendant quatre semaines.

Le 28 mars 1861, j'appris de cette malade que « les crises hépatiques, sans être trop fréquentes, se renouvelaient quelquefois; elle avait eu au commencement de l'année, un accès qui avait duré quarante-huit heures; il lui en était resté une douleur au côté, qui sans être trop aiguë, était presque continuelle. Les digestions étaient assez bonnes, mais elle était obligée de suivre un régime, de se priver de certains aliments, tels que laitage, légumes farineux etc. Après les crises, les urines déposaient soit du sable rouge, soit un sédiment blanc épais....»

Cette douleur est rarement accompagnée de fièvre ; j'ai cité (obs. 36) le fait d'un malade chez lequel chaque crise était suivie d'un accès fébrile qui durait douze heures.

Une *gastralgie* plus ou moins vive accompagne ordinairement cet endolorissement de l'hypochondre, et les digestions sont plus ou moins troublées. Cet état, qui peut céder assez rapidement, persiste dans d'autres cas longtemps après les accès. L'obs. 35 a montré qu'après des crises prolongées de coliques hépatiques, et malgré un retour à peu près complet à la santé, il était resté une disposition constante aux nausées, que la plus petite émotion suffisait pour ramener. J'ai vu au mois d'août 1856, à Vichy, un employé du commerce de Marseille, âgé de quarante-trois ans, atteint depuis dix années de coliques hépatiques (ayant habité les Antilles, il avait eu une maladie dans laquelle le foie s'était gonflé). Au mois de février et de mai de cette année, il avait eu deux fortes attaques de coliques biliaires ; à la suite de la dernière, il commença à vomir presque journellement son déjeuner, quelle qu'en fût la composition (jamais le dîner). Je ne trouvai aucune altération d'organe, appréciable à la palpation ni à la percussion. La cure de Vichy le soulagea ; des vomissements violents s'étant encore reproduits par intervalles, il fit une nouvelle saison l'année suivante.

Comme exemple de gastralgie persistante, je citerai encore le fait d'un maréchal-ferrant, âgé de trente-quatre ans, qui entra à l'hôpital de Vichy le 23 août 1853 (Service des eaux minérales n° 6). Cet homme avait eu antérieurement une maladie du foie qui s'était terminée par un abcès ; le pus s'était fait jour dans l'intestin et avait été évacué en abondance par le rectum. Il avait ensuite été atteint de coliques hépatiques des plus violentes, à la suite desquelles on avait trouvé des graviers dans ses selles. Le malade vint faire trois années de suite (1849-1851) la cure

de Vichy; depuis il n'éprouva plus aucun symptôme de la
maladie du foie, dont le volume ne dépassait pas, quand je
le vis, les limites normales; son teint n'était nullement ictérique; mais le malade souffrait d'une gastralgie qui datait
de ses attaques de coliques hépatiques et qui se manifestait
fréquemment par des douleurs vives, sous forme de crampes, au creux de l'estomac.

Un phénomène qui s'observe plus souvent à la suite
d'accès répétés de coliques hépatiques, c'est la *tuméfaction
du foie*.

Je n'ai pas de notes précises à ce sujet sur la totalité des
malades qui m'ont consulté à Vichy pour des coliques calculeuses, mais j'ai noté: 23 fois une tuméfaction plus ou
moins considérable du foie sans hypéresthésie; 17 fois la
tuméfaction jointe à de la sensibilité à la pression; dans
9 cas, ce dernier phénomène se présentait seul, sans augmentation de volume du foie. Le relevé qui précède ne se
rapporte pas à ces gonflements qui apparaissent subitement au moment d'une crise et qui semblent dépendre
de la distension des voies biliaires par l'accumulation de
la bile. Ces turgescences accompagnées parfois d'une
fièvre passagère se résolvent le plus souvent très-rapide-
ment. Il n'en est pas de même lorsque la violence ou la
répétition fréquente des crises calculeuses détermine soit
un état de congestion chronique, soit une inflammation
du foie avec les altérations de tissus qui en sont le résultat.

Les malades chez lesquels ces altérations ont pris naissance, se présentent à notre observation généralement assez
longtemps après les crises dont elles sont la conséquence.
Le plus souvent c'est une portion seule du foie qui est le
siége de la tuméfaction: c'est tantôt une partie du lobe
gauche qui vient faire saillie au côté droit de l'épigastre

dans l'espace triangulaire limité, d'une part, par les premières fausses côtes, de l'autre par la ligne blanche ; tantôt c'est une portion du gros lobe qui dépasse de plusieurs centimètres le rebord costal. J'ai dit que parfois la pression exercée sur la partie tuméfiée est sensible à la pression ; le plus souvent elle ne l'est point.

Dans bien des cas, les malades n'ont pas conscience de cette altération d'organe qui, lorsqu'elle est restreinte, ne se révèle par aucun trouble fonctionnel. La médication de Vichy, tout en combattant la diathèse calculeuse, a pour premier effet sensible d'enlever assez promptement en général ce phénomène accessoire de la maladie ; on a pu le voir par plusieurs des faits précédemment rapportés. J'en citerai un qui montrera que même l'ancienneté de cette complication n'est pas un obstacle à l'efficacité de la médication alcaline.

Obs. 46. *Coliques hépatiques anciennes avec hypertrophie du foie ; guérison de tous les symptômes par des cures répétées de Vichy.*

Une dame, âgée de cinquante ans, d'un tempérament nervosobilieux, sujette à des névralgies diverses, très-amaigrie, me fut adressée en 1858 par son mari, l'un des médecins les plus distingués du département de la Loire. La maladie dont elle était atteinte, remontait à une trentaine d'années. «De 1830 à 1835, elle avait eu deux graves maladies dont le siége était évidemment dans les organes gastro-biliaires. A des douleurs d'abord sourdes et mal déterminées, liées à des symptômes dyspeptiques, que pallia pendant quelques années l'emploi répété des eaux de Néris et de Plombières, succédèrent des coliques hépatiques d'abord éloignées, qui devinrent de plus en plus fréquentes ; il s'y joignit un engorgement du foie. Ces crises devenues à peu près mensuelles dans les derniers temps, avaient résisté à toutes les médications et fini par compromettre gravement la santé.»

Lorsque la malade vint à Vichy le 19 juin 1858, je constatai que le foie dépassait de plusieurs travers de doigt tout le rebord costal depuis l'épigastre jusqu'aux dernières fausses côtes. Cette portion mate, dure, nettement arrêtée, n'était pas douloureuse à la pression ; sa surface était égale.

Quand la malade eut pris vingt-quatre bains et bu chaque jour plusieurs verres d'eau d'abord de l'Hôpital puis de la Grande-Grille, l'état général était évidemment amélioré ; le teint était devenu plus clair, les digestions se faisaient mieux. L'engorgement du foie avait la même étendue, mais la saillie et l'induration avaient diminué.

Quelques coliques hépatiques se déclarèrent encore l'hiver suivant; la malade vint faire une seconde cure, à la fin de laquelle l'engorgement du foie avait notablement diminué. A partir de cette époque elle n'eut plus de crises biliaires sérieuses, et quand elle revint pour la troisième fois dans l'été de 1860, l'engorgement du foie avait complétement disparu ; son état général était bon ; elle avait repris un embonpoint en rapport avec son âge.

Au mois de mars 1861, mon confrère m'écrivit que « l'état de sa femme était aussi satisfaisant que possible ; ses digestions ne laissaient rien à désirer ; les crises hépatiques n'avaient plus reparu ; à peine existait-il encore à la région épigastrique, une légère sensibilité, inévitable héritage de trente ans de souffrances digestives. »

Un phénomène qui se rencontre moins fréquemment que l'engorgement du foie, mais assez souvent encore chez les sujets atteints de la lithiase biliaire, c'est la *distension de la vésicule* qui vient former au-dessous des côtes une tumeur plus ou moins considérable.

Nous avons déjà signalé chez plusieurs malades (voy. obs. 29, 30, 31, 32) ce symptôme comme précurseur de coliques hépatiques. Dans ce cas, la distension de la vésicule par l'accumulation de la bile, au milieu de laquelle les concrétions se forment, se présente, non plus comme conséquence, mais comme prodrome de ces douloureuses crises. D'autres fois c'est la crise hépatique qui est la cause de la distension du réservoir de la bile. D'après bien des

notes qui m'ont été remises, le gonflement de la vésicule
s'opère souvent pendant un accès, sous les yeux du médecin ;
j'ai moi-même été témoin de cas semblables. On conçoit que
le canal cholédoque étant intercepté par un calcul, il en
résulte à la fois et l'ictère et la distension de la vésicule.
Lorsque celle-ci se prolonge ou qu'elle se reproduit fréquemment, les fibres distendues ne reprennent pas leur
état primitif aussitôt que cesse la cause de leur distension,
et c'est ainsi que le gonflement de la vésicule persiste des
semaines et des mois après les crises, sans qu'il soit nécessaire d'admettre que cette poche contienne des concrétions.

J'ai recueilli une vingtaine de cas de ce genre. Maintes
fois il m'a été donné d'observer, sous l'influence de la cure
de Vichy, le retrait complet de la tumeur formée par la
vésicule distendue, sans qu'aucune crise d'expulsion ait
eu lieu. J'en vais citer sommairement quelques exemples.

Obs. 47. *Distension de la vésicule biliaire à la suite de coliques hépatiques ; la tumeur a complétement disparu à la fin de la cure. A
partir de la première saison de Vichy la malade reste quatre ans
et demi exempte de coliques calculeuses.*

Une dame du département du Nord, âgée de quarante-cinq ans,
grande, mince, de tempérament bilieux, à la suite de violents
chagrins avait été atteinte à deux reprises d'ictère, sans aucune
douleur au côté. Dans les trois dernières années elle avait eu cinq
crises bien caractérisées de coliques hépatiques, presque toujours
précédées de maux de tête ; la dernière datait de trois mois. Quand
elle vint à Vichy pour la première fois le 19 juin 1856, je constatai sous les premières fausses côtes droites, une saillie arrondie
du volume d'une grosse noix dépassant de deux travers de doigt
le rebord costal, mate, dure, sensible à la pression. Les digestions étaient lentes, il existait de fréquentes nausées....

Il se fit graduellement une amélioration notable dans l'état de la
malade, qui prenait chaque jour un bain et outrepassait mes pres-

criptions quant à la boisson; de quatre verres d'eau de la Grande-
Grille, elle en était rapidement venue à en prendre huit par jour;
elle digérait parfaitement cette eau bue avec avidité. Le teint, subictérique à l'arrivée, s'était éclairci; les nausées avaient complète-
ment cessé; et quand je visitai pour la dernière fois la malade, le
15 juillet, je constatai que la saillie sous-costale avait complète-
ment disparu.

Cette dame revint à Vichy l'année suivante : le foie semblait être
à l'état normal ; elle n'avait plus eu depuis sa cure une seule crise
hépatique. Elle en resta entièrement exempte plus de quatre ans ;
ce n'est que dans l'hiver de 1861 que de nouveaux accès reparurent ;
l'été suivant, la malade, dont l'état général était des plus satisfaisants, vint recourir de nouveau à la médication alcaline; je ne
reconnus aucune altération de l'appareil biliaire.

Obs. 48. *Légère tuméfaction du foie avec distension de la vésicule biliaire; le seizième jour du traitement on ne sent plus la saillie ni
du foie ni de la vésicule.*

Une dame, âgée de soixante-trois ans, de tempérament lymphatique, de bonne constitution, un peu replète, très-active, fut atteinte pour la première fois de coliques hépatiques en avril 1854.
Elle vint prendre les eaux de Vichy cette même année ainsi que
l'année suivante. Les crises ne s'étaient plus reproduites ; mais les
digestions restaient lentes, la malade éprouvait surtout un gonflement considérable après les repas, quels que fussent le choix et
même la quantité des aliments. Elle vint faire une troisième saison
le 14 juin 1856, époque où je la vis pour la première fois.

A l'examen du ventre, large et souple bien qu'un peu météorisé,
il me fut aisé de constater profondément sous les fausses côtes le
bord mousse du foie qui les dépassait d'un travers de doigt environ; plus en avant une tumeur parfaitement arrondie, un peu dépressible en même temps que sensible à la pression, se détachait
de dessous le foie. Il existait quelques taches hépatiques au visage
et les urines déposaient fréquemment du sable rouge. Un traitement modéré fut suivi sans aucune difficulté, sans qu'il survînt de
crise ; et dès le 1er juillet, je ne sentais plus ni la saillie du

bord inférieur du foie ni celle de la vésicule. Le météorisme continuait; les digestions étaient pourtant un peu plus faciles.

M. le docteur Nève, de Bar, voulut bien me donner au mois de mars 1861, les renseignements suivants sur sa cliente : «La malade n'a éprouvé aucune indisposition sérieuse depuis son dernier séjour à Vichy; elle a eu quelques légères coliques hépatiques; ses digestions sont encore quelquefois un peu difficiles. Cependant le foie ne paraît plus tuméfié et on ne sent plus sous les côtes la saillie de la vésicule. En somme, la santé de Mme *** est bien meilleure qu'avant d'avoir fait usage des eaux de Vichy.»

Obs. 49. *Coliques hépatiques récentes chez une femme âgée. Dans l'intervalle de la première à la deuxième cure, il apparaît une tumeur sous-costale ; elle persiste à la fin de la deuxième saison de Vichy, pendant laquelle deux crises hépatiques ont eu lieu; une troisième cure entreprise deux ans après, la fait entièrement disparaître : difficulté de diagnostic. — Retour à peu près complet à la santé.*

Le 30 juin 1855 je fus consulté par une dame âgée de soixante ans, d'une constitution remarquablement bonne, d'une grande impressionnabilité. «Elle n'a jamais éprouvé de maladie grave, m'écrivait M. le docteur Fauvel, d'Argentan; son âge critique s'est passé sans aucun dérangement dans l'économie. La santé générale avait toujours été bonne lorsqu'au mois d'octobre dernier (1854), elle ressentit pour la première fois des douleurs assez vives vers la région épigastrique, douleurs qui furent accompagnées d'une coloration ictérique; elles durèrent peu de jours. Pendant l'hiver c'est à peine si elles se sont fait sentir ; mais il y a deux mois, elles ont apparu de nouveau, et depuis cette époque elles reviennent à des intervalles assez rapprochés. Le trajet de ces douleurs est constant; elles partent de l'hypochondre droit, se dirigent vers l'épigastre et déterminent chaque fois une coloration jaune de la peau, qui disparaît assez promptement à la suite de l'émission d'urine fortement colorée ; aucune tumeur ne s'observe au toucher. Cet état dépend évidemment d'une oblitération momentanée des canaux cystique ou cholédoque.»

Je trouvai effectivement le foie dans ses limites normales; à la

percussion, la sensibilité était la même dans les deux hypochondres. Le 8 juillet, la malade eut une crise de colique hépatique
dont elle se remit promptement. Le traitement ne subit plus aucune interruption. Le 26, Mme *** ayant pris vingt-deux bains,
quitta Vichy; le son était un peu moins clair sous les fausses côtes
droites ; mais cette matité relative était difficile à limiter ; l'état
général était très-satisfaisant.

Dès l'automne, les crises hépatiques reparurent ; il y en eut
encore au printemps ; c'est à la suite de la dernière, au commencement de mai, que l'on s'aperçut de la présence sous les fausses
côtes droites, d'une grosseur qui augmenta assez rapidement de
volume. Quand la malade revint à Vichy le 22 juin 1856, il existait dans l'hypochondre droit une tumeur paraissant avoir quatre
travers de doigt de large sur deux ou trois de hauteur ; elle était
mate, nettement arrêtée, peu sensible à la pression.

Le 9 juillet, violent accès de colique hépatique annoncé deux
jours à l'avance par les malaises précurseurs habituels de ces
crises, et suivi d'ictère ; apparition d'une leucorrhée passagère.
Le 17, nouvel accès moins violent que le précédent. Le 24, après
que la malade eut pris vingt-six bains minéraux, la tumeur sous-
costale avait les mêmes limites qu'à son arrivée.

Une nouvelle amélioration plus grande et plus durable que la
première, suivit cette seconde cure. Mme *** ne vint pas à Vichy
en 1857 ; à son retour, le 18 juin 1858, je constatai la présence
sous les fausses côtes droites, d'une tumeur ayant la même largeur
que je lui avais trouvée en 1856, mais faisant une saillie de quatre
travers de doigt au-dessous du rebord costal ; en un mot, sa forme
au lieu de large, semblait plus ovalaire. Cette tumeur facile à
limiter, était dure, mobile, douloureuse à la pression, et la douleur que l'on déterminait ainsi, était rapportée par la malade à
l'épigastre. — Le 10 juillet, lorsqu'elle eut pris son vingt-troi-
sième bain, je recherchai l'état de la tumeur ; je pus m'assurer
par la percussion comme par la palpation profonde, qu'il n'en
existait plus de trace. Quand je fis part à Mme *** de cet heureux
résultat, elle m'apprit que sa tumeur est sujette à de grandes
variations de volume; mais jamais elle n'avait complétement
disparu.

Au mois de mars 1861, je reçus de M. Fauvel les renseignements suivants : « Depuis bientôt trois ans, que Mme *** est allée pour la dernière fois à Vichy, sa santé s'est sensiblement améliorée. Elle a bien éprouvé de temps en temps quelques retours de ses anciennes douleurs, mais jamais de ces crises à la suite desquelles se manifestaient constamment et de l'ictère et un engorgement dans l'hypochondre. Elle a repris sa fraîcheur, sa gaîté et toutes ses habitudes d'autrefois. Pendant assez longtemps, elle a fait usage à ses repas, d'eau de Vichy et pris deux bains alcalins par semaine. L'amélioration progressive et continue de sa santé lui avait fait abandonner ce traitement, lorsque dernièrement, ressentant dans le côté droit, un malaise qui précédait ordinairement ses crises, elle eut peur de les voir reparaître; elle se soumit de nouveau et avec un plein succès, à cette médication.

« Ses urines ont souvent présenté un dépôt briqueté qui s'attachait aux parois du vase, mais point de sable. »

J'avais considéré, lors de la deuxième cure, la tumeur sous-costale comme formée par le foie; sa largeur et son peu de sensibilité à la pression me faisaient admettre cette opinion. La tumeur observée deux ans après, était-elle de même nature? Elle avait le même siége, mais son volume avait augmenté, sa forme s'était aussi modifiée; une autre différence consistait dans la douleur à la pression, qui n'existait pas auparavant. Pourtant, plutôt que de supposer un phénomène pathologique nouveau, à savoir une distension considérable de la vésicule succédant à un engorgement du foie, je continuai à rapporter la tumeur à une hypertrophie de cet organe, lorsque sa brusque disparition, jointe surtout à ce renseignement tardivement reçu que la grosseur est sujette à de grandes variations, me firent admettre qu'elle est plutôt constituée par la vésicule biliaire, présentant des alternatives de réplétion ou de vacuité partielle.

Je vais donner avec détail une observation qui me paraît avoir un grand intérêt au point de vue du mode d'action des eaux de Vichy.

OBS. 50. *Diathèse rhumatismale. A la suite de coliques hépatiques violentes, on sent la vésicule biliaire distendue par des calculs; au bout d'un mois de traitement, après de légères douleurs, la vésicule se trouve débarrassée de ces concrétions. A la suite de deux cures, retour à la santé. — Après sept ans d'immunité, retour des coliques hépatiques.*

Mme ***, du Calvados, âgée de trente ans, de bonne constitution, de tempérament lymphatique, très-nerveuse, m'est adressée par M. Rayer au mois de juin 1853, comme atteinte de coliques hépatiques.

La maladie actuelle remonte à cinq années. A l'époque de la puberté, Mme *** avait souffert de crises nerveuses; plus tard, à l'âge de dix-neuf ans, de rhumatisme dans les genoux. Elle a eu deux couches heureuses, la dernière il y a deux ans; pendant sa grossesse, sa santé a été très-bonne.

Les crises hépatiques, horriblement douloureuses, duraient huit, dix, jusqu'à vingt heures; elle en a éprouvé une, il y a quelques mois, qui a duré soixante heures. Les douleurs, partant de la ceinture, irradient vers le haut de la poitrine, dans les seins, dans les deux épaules. Le remède de Durande a été pris sans résultat. Plus récemment Mme *** a bu de l'eau de Vichy (Célestins). Les dernières crises n'ont duré que trois à quatre heures, la douleur s'est fait sentir plus vivement dans le ventre et moins vers le haut du tronc; la dernière colique remonte à trois semaines. Les accidents rhumatismaux n'ont pas entièrement cessé; des douleurs se sont manifestées dans diverses articulations, sans être accompagnées de gonflement ni de rougeur appréciables. Les crises nerveuses, qui éclataient à l'approche des époques menstruelles, ont cédé; mais la malade éprouve encore «des spasmes» sous l'influence de causes même assez légères (disposition hystérique).

Le 14 juin, à son arrivée, Mme *** a toute l'apparence d'une bonne santé; les joues sont pleines, sans aucune teinte jaunâtre. Les digestions sont assez lentes sans être pénibles, moyennant que la malade évite certains aliments, tels que les légumes, les substances acides; les selles sont normales. La menstruation est assez régulière, peu abondante; il y a un peu de leucorrhée. A l'examen de l'hypochondre droit, je constate que le foie atteint à peine le rebord costal; mais il existe vers le bord externe du muscle droit, une petite tumeur arrondie ou plutôt piriforme, se détachant du foie, mobile sous le doigt, sensible, dure et donnant la sensation de concrétions roulant les unes sur les autres. L'intestin est souple, quoique légèrement météorisé.

Je prescris à la malade pour le début, des bains demi-minéraux d'une demi-heure de durée, de deux jours l'un, et l'eau du puits Chomel par quarts de verre, trois le matin et deux le soir. Elle se trouve bien de ce régime; au bout de peu de jours l'appétit est plus ouvert, la face plus colorée.

Le 20, elle a pris son troisième bain, et a bu facilement deux verres d'eau minérale le matin et deux le soir. Elle se plaint d'une douleur sourde dans le côté droit. L'excitation éprouvée pendant les premiers jours, a cessé.

Le 22, la douleur persiste. Je palpe l'hypochondre. La tumeur dure que j'ai constatée à l'arrivée ne se trouve plus dans la région indiquée; la sensation que j'obtiens est obscure, le son donné par la percussion est partout assez clair. Selles régulières. Je prescris 15 grammes d'huile de ricin, qui procurent deux ou trois évacuations; le malaise éprouvé dans la région hépatique cesse.

Le 26, la malade a pris sept bains et bu chaque jour cinq verres d'eau minérale, qui est bien supportée. La digestion est plus active; la sensibilité épigastrique persiste; l'état général est satisfaisant. Je conseille d'essayer l'eau de la Grande-Grille, qui même à moitié de la dose précédente est trouvée lourde à l'estomac pendant les premiers jours; on en continue néanmoins l'usage.

Le 30, à la suite d'une assez longue excursion la malade ressent dans le genou qui a été longtemps le siége du rhumatisme, une douleur qui disparaît promptement.

Le 2 juillet, apparition des règles; tout traitement est suspendu. Dans la soirée du 3, la malade éprouve le malaise précurseur d'une crise hépatique; mais dès le lendemain il a disparu, et le 5, elle reprend le traitement (bain chaque jour et cinq verres d'eau Grande-Grille).

Jusqu'au 14, son état a été très-satisfaisant, son embonpoint a sensiblement augmenté. Dans la journée, elle ressent de nouveau ce malaise qui lui fait craindre l'imminence d'une crise. La douleur sourde qui existe toujours dans le côté droit, a augmenté.

Le 15, en palpant l'abdomen, je trouve la tumeur que j'ai reconnue le premier jour dans la région épigastrique droite; elle est encore arrondie mais dépressible au lieu d'être tendue, et *je n'y sens plus les corps anguleux que j'y ai primitivement perçus*. Au-dessous de l'appendice xiphoïde, il existe une sensibilité beaucoup plus vive à la pression que celle que l'on réveille dans la région sous-costale. Le même jour après ma visite et le lendemain, la malade ressent à l'épigastre d'assez vives douleurs qui de là irradient vers le foie; elle a perdu l'appétit. Une perle d'éther paraît apaiser la souffrance; une potion à l'eau de laurier cerise est prescrite, et dans la soirée du 16, le calme est revenu. La matière des selles que j'avais prié de garder, n'a pas été conservée. — Cette crise, au dire de la malade, ne peut se comparer pour l'intensité à ses coliques hépatiques, mais les symptômes étaient exactement ceux qu'elle éprouve toujours au début d'un de ces accès. Je remplace l'eau de la Grande-Grille qui de nouveau semblait lourde à l'estomac, par celle du puits Lardy, laquelle est très-bien supportée.

Les jours suivants se passent sans accident. Le 22 juillet, la malade a pris son trentième bain; je l'engage à cesser le traitement. Cette dame qui, avant la cure, en était venue à ne pouvoir faire de mouvements un peu étendus du bras sans risquer de raviver ses souffrances et qui éprouvait constamment une douleur sourde dans la région du foie, peut maintenant se mouvoir sans inconvénient. La région hypochondriaque droite, où l'on ne retrouve plus de tumeur, reste un peu sensible. Les digestions sont beaucoup plus faciles.

Mme *** revient à Vichy le 13 juin 1854. Depuis l'an passé, sa santé s'est beaucoup améliorée, son poids s'est accru de 15 kilogr. Elle n'a plus eu de véritables coliques hépatiques, mais de légères crises ont eu lieu, notamment aux mois d'octobre et de mars. Elle a fait usage à différentes reprises d'eau de Vichy, mais jamais elle n'a pu prendre de bicarbonate de soude même en dissolution dans beaucoup d'eau, sans en être incommodée. Toujours très-impressionnable, elle éprouve, à la moindre émotion, un ressentiment douloureux à l'hypochondre droit, où je constate l'absence de toute tuméfaction; il reste seulement un peu d'hyperesthésie à la pression de la région épigastrique droite. L'urine dépose fréquemment un sédiment rouge.

La cure fut prolongée sans aucun incident particulier jusqu'au 18 juillet; depuis le 6, les bains de baignoire avaient été remplacés par des bains de piscine. Cette dame quitta Vichy dans l'état le plus satisfaisant. D'après une pesée faite la veille, son poids aurait augmenté durant le traitement d'un kilo.

L'année suivante, j'étais informé que sa santé avait continué à s'améliorer; elle avait repris peu à peu l'usage d'aliments qui depuis de longues années lui étaient interdits. Elle n'avait pas eu une seule crise; seulement par moments, surtout à la fin de l'hiver, elle avait ressenti de petites douleurs passagères vers le foie.

Je l'avais engagée à ne pas rester plusieurs années sans recourir de nouveau à la médication de Vichy. Comme sa santé se maintint bonne, elle oublia cet avis.

Je ne la revis qu'au commencement de juin 1861; le docteur Féron, de Bayeux, me donnait à son sujet les renseignements suivants : « Depuis deux ans, au retour du printemps, Mme *** avait éprouvé de légères douleurs dans l'hypochondre droit; elles avaient chaque fois cédé à un laxatif, et à l'usage d'eau de Vichy. Mais cette année le temps ayant été exceptionnellement froid et humide, de violentes douleurs avaient paru à la suite d'un refroidissement prolongé. Les douleurs partant de la région du foie s'étaient irradiées dans la cuisse suivant le trajet du nerf sciatique; elle en avait éprouvé aussi dans la vessie, le rectum, avec du ténesme et des envies fréquentes d'aller à la garde-robe, accompagnées d'une constipation opiniâtre. Enfin il s'était fait par l'anus un écoulement abondant de muco-pus sanieux en même temps que la peau avait pris une teinte jaunâtre et que les urines étaient devenues icté-

riques. Ces accidents ont persisté assez longtemps avec des paroxysmes peu réguliers; ils ont enfin cédé, ne laissant à leur suite
qu'une continuelle tendance à la constipation.»

La malade avait acquis depuis sept ans un embonpoint considérable; sa physionomie ne portait nullement la trace de la maladie
grave qu'elle venait de subir. Elle accusait, outre la difficulté de
digestion, une sensibilité vive à la pression de la région épigastrique et hypochondriaque droite. Le ventre était tendu, ballonné;
à travers la paroi abdominale épaisse, je ne sentis aucune tuméfaction; la percussion n'indiquait aucune matité anormale. La
cure se fit sans accident, les douleurs se calmèrent, les digestions
se firent mieux, la malade quitta Vichy dans un état satisfaisant.

Deux mois et demi s'étaient à peine écoulés que «à la suite d'un
petit voyage en voiture, elle fut prise d'une série de coliques hépatiques atroces, qui la retinrent près d'un mois au lit, et dont la
dernière dura près de soixante heures. Un ictère brun se déclara;
pendant les crises le bras droit la faisait beaucoup souffrir, et en-
encore à la suite, quand elle s'en servait sans précaution, elle
ressentait des tiraillements douloureux au foie. »

Cette observation fournit plus d'un enseignement.

La tumeur que j'ai constatée au début de la cure et qui
était évidemment formée par la vésicule distendue par des
calculs, ne se retrouvait plus le huitième jour du traitement, sans qu'aucune crise fût survenue. Il est probable
que cette poche mobile était cachée derrière le foie ou
quelqu'intestin. Au bout d'un mois, lorsqu'après des douleurs légères j'examinai de nouveau la malade, je retrouvai la vésicule gonflée, mais dépressible, ne contenant
plus les concrétions solides reconnues à l'arrivée. Il faut
admettre que le médicament introduit par la circulation
dans le sang et dans tous les organes, a dissous ces concrétions, ou qu'elles sont sorties de la vésicule sans
l'un de ces efforts violents qui accompagnent d'ordinaire
leur expulsion. Si une moindre distension des canaux bi-

liaires, traduite par des douleurs comparativement légères, a suffi pour faire faire franchir aux calculs ces conduits étroits, il faut supposer que les concrétions avaient été ramollies, si ce n'est dissoutes, et rendues friables par leur séjour au milieu d'une bile modifiée.

Sans l'épreuve convaincante de cette double constatation de la présence, puis de l'absence des calculs dans la vésicule biliaire, on aurait dû être porté à admettre que chez une femme très-impressionnable ces crises, dans lesquelles l'éther, une potion calmante ont agi favorablement, n'étaient que névralgiques. Ce fait eût certainement été invoqué par les partisans de l'hépatalgie non calculeuse, à tort comme il ressort de ces détails.

Parmi les symptômes, il faut noter la douleur vive éprouvée dans le bras droit durant les crises et encore à leur suite; la facilité avec laquelle la souffrance était réveillée dans le foie par un mouvement vif des bras; la longue persistance de l'hyperesthésie à la région épigastrique droite et des symptômes dyspeptiques. Au point de vue du traitement, je me borne à signaler ici ce fait si instructif et qui se trouve confirmé par une foule d'exemples analogues, à savoir que : si une première cure a suffi pour arrêter les coliques hépatiques, si à la suite de la seconde il s'est déclaré une amélioration progressive et définitive, la malade n'était pas néanmoins à l'abri d'une rechute. Lorsque surtout, au bout de cinq années, des douleurs d'abord légères se sont fait sentir au foie, cet avertissement devait être écouté, et elle devait se hâter de recourir de nouveau à la médication alcaline dont elle avait retiré précédemment de si bons effets.

Dans plusieurs des observations qui précèdent, on a vu que la tumeur formée par la vésicule biliaire avait disparu à la fin de la cure. Tel est le résultat habituel du trai-

tement de Vichy pour les cas où le gonflement est peu considérable. Une exception m'a été présentée par une dame,
âgée de cinquante-huit ans, dont l'affection calculeuse
avait été récemment compliquée d'une péritonite aiguë ;
elle portait dans l'hypochondre une petite tumeur très-
sensible, évidemment formée par la vésicule du fiel distendue ; cette tumeur persistait à la fin du traitement.

Lorsque la distension du réservoir de la bile est portée
à un degré plus avancé, le résultat au moins immédiat de
la cure n'est plus aussi favorable. En 1856, je fus consulté par une dame de Poitiers, âgée de soixante-dix ans,
d'une très-bonne constitution, mère de plusieurs enfants
qu'elle a nourris. Atteinte depuis quelques années de coliques hépatiques, elle avait pris les eaux de Vichy en 1854
et 1855 ; après la première cure, elle avait eu encore des
crises calculeuses ; depuis la seconde elle en était exempte.
Je constatai au côté droit de l'épigastre, sous l'angle formé
par le rebord costal, l'existence d'une tumeur arrondie,
large de quatre travers de doigt sur cinq de hauteur, mobile, se portant à gauche quand la malade se couchait sur
ce côté (le décubitus sur le côté droit était très-pénible).
Cette tumeur, à surface égale, sensible à la pression, ne
donnait aucune sensation de crépitation sous les doigts
qui la comprimaient ; après vingt et un bains minéraux,
son état était sensiblement le même.

La vésicule du fiel est susceptible de prendre encore plus
de développement. Chez une malade de M. Demarquay,
qui avait éprouvé des accidents hépatiques graves, la poche
biliaire formait une tumeur allongée, descendant accolée
à la paroi abdominale jusqu'au-dessus de l'ombilic ; on la
saisissait avec la main à travers cette paroi amincie,
comme chez le sujet dont parle J. L. Petit et qui, lorsqu'il
était trop gêné par le poids de sa tumeur, la comprimait
et déterminait ainsi des selles bilieuses.

La distension a été plus considérable encore chez une malade de M. Laugier, de Vienne, dont la vésicule biliaire se développa peu à peu pendant une grossesse, durant laquelle apparurent les premières coliques hépatiques. M. Laugier dut pratiquer la version à cause d'une hémorrhagie foudroyante causée par l'insertion du placenta sur le col ; immédiatement après l'accouchement, il put constater un accroissement considérable de la vésicule qui dépassait en bas le niveau de l'épine iliaque supérieure et qui atteignait dans presque toute sa hauteur la ligne médiane. Ce qu'il y a de remarquable, c'est que la malade, pourtant très-nerveuse, n'était pas incommodée par cette grosseur ; ses digestions n'étaient point gênées. Bientôt il survint un nouvel accès de colique hépatique, pendant lequel le pouls disparut ; la face se grippa, la peau devint froide, la respiration anhélante ; il y eut du délire, des convulsions, des selles involontaires. Il fallut à la malade un mois pour se remettre, et pendant ce temps elle eut par trois fois des recrudescences de douleurs de courte durée. On trouva des calculs dans les selles. Durant cette formidable crise, la tumeur vésiculaire était devenue énorme, la tension considérable ; cependant peu à peu elle revint sur elle-même, et lorsque je vis la malade, c'était manifestement le foie qui dépassait de deux à trois travers de doigt les fausses côtes. Cette dame, jeune encore, qui était arrivée à Vichy véritablement exsangue, dans un état de faiblesse excessive, reprit rapidement des forces. Les coliques hépatiques ne se reproduisirent plus à la suite de la cure, mais l'année suivante, la tumeur hépatique présentait encore sensiblement le même volume ; l'état général était satisfaisant.

On a pu voir que ces tumeurs, formées par la vésicule biliaire, offrent généralement une sensibilité assez vive à la pression. Une femme de cinquante ans, qui avait fait en

1855 une première cure à Vichy pour des coliques hépatiques, et qui depuis n'avait pas eu de nouvel accès, me
présenta l'année suivante une tumeur allongée du volume
d'un œuf, d'une dureté comme cartilagineuse, mobile,
sensible à la pression, et dont le fond arrivait jusqu'au
voisinage de l'ombilic, tandis que le bord du foie ne dépassait pas les fausses côtes; la malade éprouvait dans sa tumeur une sensation de brûlure.

Cette hyperesthésie de la vésicule distendue à la suite de
crises calculeuses, contraste avec l'insensibilité de la
même tumeur lorsqu'elle apparaît avant toute colique hépatique. Sur les sept faits que j'ai recueillis (voy. § 3 de
ce chapitre), une seule fois la tumeur, que j'ai supposée
formée par la vésicule biliaire, était douloureuse à la pression. Les concrétions qui la distendent n'y causent donc pas
d'irritation, ce dont on peut se convaincre chez les vieillards très-fréquemment atteints de calculs biliaires parfaitement inoffensifs. La douleur dépend sans doute d'une
inflammation développée dans les voies biliaires par les
lésions qui se produisent au moment des crises, sur les
parois des conduits; cette inflammation se propage à la
vésicule et peut persister longtemps à l'état subaigu, avec
des exacerbations passagères. J'ai rencontré en effet chez
un certain nombre de malades venus à Vichy à la suite de
coliques hépatiques, qui dataient de plusieurs mois, une
sensibilité assez vive bornée à la région de la vésicule biliaire; en voici un exemple:

OBS. 51. *Violentes douleurs à l'épigastre accompagnées de vomissements, se renouvelant plusieurs jours de suite, suivies de fièvre
avec endolorissement et tension à l'hypochondre droit, ictère consécutif; ces accidents cèdent au traitement antiphlogistique. — On
trouve un calcul biliaire dans les selles.*

Une dame âgée de cinquante ans, d'un tempérament lymphatico-
nerveux, ayant joui toute sa vie d'une assez bonne santé, récem-

ment arrivée à la ménopause, avait depuis deux ans, des difficultés de digestion, de fréquentes gastralgies suivies quelquefois de vomissements. En 1859, elle prit, d'après le conseil de M. Trousseau, les eaux de Pongues; à la suite de cette cure, pendant laquelle elle eut plusieurs accès de gastralgie, elle éprouva une amélioration qui dura quelques mois. « Au mois de janvier 1860, m'écrivait M. le docteur Néves, de Bar, après s'être un peu écartée du régime sévère qu'elle suivait, elle éprouva à l'épigastre de violentes douleurs qui se renouvelèrent plusieurs jours de suite et qui furent suivies de vomissements opiniâtres. Ces douleurs s'étendaient vers l'hypochondre droit qui devint douloureux à la pression, et où la palpation fit sentir une assez grande résistance. En même temps la malade avait de la fièvre, et au bout de quelques jours il se manifesta un ictère général qui disparut promptement.

« Une application de sangsues, des bains, des cataplasmes, des calmants à l'intérieur et à l'extérieur, une diète absolue firent cesser ces accidents au bout d'une semaine, et la malade revint graduellement à un état de santé assez satisfaisant. Depuis cette époque, elle n'a pas eu de crises violentes; seulement elle a toujours des digestions lentes, et elle est obligée à de grandes précautions pour son alimentation. A la suite de la crise violente du mois de janvier, un examen attentif et prolongé m'a fait découvrir dans ses digestions un petit calcul biliaire. »

Quand la malade vint à Vichy (2 août 1860), elle avait encore dans l'hypochondre droit, une tumeur rénitente un peu douloureuse à la pression, qui était évidemment formée par la vésicule biliaire distendue.... Elle avait disparu à la fin de la cure, et les digestions se faisaient bien. L'hiver suivant, il s'est déclaré encore plusieurs crises hépatiques; mais « elles ont été moins fortes et surtout moins fréquentes qu'auparavant. »

Cette observation offre de l'intérêt au point de vue du diagnostic. De quelle nature était la crise douloureuse qu'avait eue au commencement de l'année cette malade sujette à des accès de gastralgie? Certes l'idée d'une gastro-hépatite causée par un écart de régime bien avéré, devait se présenter à l'esprit; la découverte d'un calcul biliaire dans la matière des selles ne peut laisser aucun doute sur la cause et le véritable caractère de la crise. La fièvre, l'endolorissement et la rénitence constatés dans l'hypochondre, l'ictère qui se développa au bout de quelques jours, doivent faire admettre qu'à la suite de la crise il se déclara un état inflammatoire sinon du parenchyme hépatique, du moins des voies biliaires et en particulier de la vésicule qui, six mois après, était encore douloureuse à la pression.

Une complication des coliques hépatiques heureusement rare est l'*inflammation du foie*.

Obs. 52. *Diathèse arthritique.*—*Hépatite aiguë consécutive à un accès de colique hépatique.*

Un Russe, âgé de soixante et un ans, d'une constitution débilitée, avait été atteint de coliques hépatiques revenant d'abord à de longs intervalles, puis plus rapprochées. En 1853, il eut deux accès, l'un au mois de mai, l'autre en juin; cette dernière crise très-violente se termina par l'expulsion de calculs, et laissa à sa suite une douleur vive dans toute la région du foie, accompagnée de tuméfaction de cet organe, et d'une fièvre qui dura douze jours; au bout d'un mois, le mouvement d'une voiture réveillait encore de la sensibilité au côté droit. Ce malade était en outre sujet à des accidents arthritiques; il avait souffert de lumbago, de sciatique, d'arthrite goutteuse des doigts, en dernier lieu des deux genoux. Quand il vint à Vichy, le 21 juillet, il y avait encore un peu d'empâtement au genou droit, mais le foie avait son volume normal, et la percussion de l'hypochondre ne causait aucune douleur. La cure composée de boisson minérale et de bains, fut très-bien supportée.

Une autre malade, femme de la campagne, affectée également de calculs biliaires, me fut adressée en 1860 par M. le docteur Bazart, de Dijon; elle avait présenté, un mois auparavant, à la suite d'une colique hépatique, tous les symptômes d'une hépatite aiguë très-grave, qui nécessita un traitement énergique. Quand elle vint à Vichy, il n'en restait plus de trace.

Au lieu de se terminer par résolution, l'hépatite peut passer à l'état chronique et le foie subir une hypertrophie qui atteint, dans certains cas, un degré considérable.

Obs. 53. *Hépatite suivie d'une hypertrophie considérable du foie; sous l'influence de trois cures de Vichy, retrait progressif de la tumeur; les coliques hépatiques cessent, l'état général s'améliore; il reste des points d'induration disséminés, qui paraissent dépendre de péritonites partielles.*

Une dame âgée de cinquante-six ans, de tempérament bilieux, fut envoyée à Vichy en 1856, par le docteur Bauer de Mulhouse, avec la note suivante : «La maladie a débuté il y a plusieurs années par des crampes d'estomac accompagnées de vomissements bilieux, auxquelles succédèrent des coliques hépatiques bien caractérisées. Ces accès, ordinairement suivis d'un ictére intense et prolongé, ont persisté quelquefois avec violence pendant des journées entières; ils ont revêtu à plusieurs reprises un caractère inflammatoire assez intense, et qui nécessitait un traitement antiphlogistique (sangsues, calomel, cataplasmes etc.). Sous l'influence de ces crises, le foie, qui est toujours resté sensible à la pression, a pris peu à peu un développement considérable; celui-ci a pourtant diminué depuis quelques semaines.... »

A son arrivée (le 11 juin) la malade est très-amaigrie, son teint est ictérique; le ventre est développé. Une tumeur volumineuse en occupe presque toute la partie antérieure; à droite elle descend jusqu'à deux travers de doigt du pli de l'aine, elle remonte de là obliquement sous l'ombilic vers l'hypochondre gauche, dépassant de 0m, 15 la ligne blanche. Sa surface est égale, dure, partout mate et sensible à la pression; quand elle se meut, la malade y éprouve des picotements pénibles; depuis quatre ans, elle a toujours eu de la difficulté à rester couchée sur le côté gauche. Elle rapporte sa principale souffrance à la région lombaire; depuis longtemps, son urine dépose du sable rouge, ses digestions sont toujours lentes.

Dès le cinquième jour du traitement qui a consisté en cinq

demi-verres d'eau de la Grande-Grille et en un bain de trois quarts-d'heure chaque jour : les picotements ressentis dans la tumeur se sont calmés ; la sensation de pesanteur à l'estomac, qui depuis deux ans suivait chaque repas, a cessé. Il s'est déclaré un peu d'agitation ; le matin la malade est éveillée par des soubresauts dans les jambes ; après avoir bu l'eau minérale, elle éprouve pendant quelque temps de la chaleur à l'estomac....

Le 29, elle a pris dix-huit bains ; son teint est meilleur, la digestion, la marche sont plus faciles, la douleur de reins a cédé ; elle se sentirait, dit-elle, capable de gravir une montagne.... Enfin le 6 juillet, après le vingt-cinquième bain, l'état général est incomparablement meilleur, mais le foie paraît être dans les mêmes conditions qu'à l'arrivée.

Je revois la malade le 4 juin 1857. Une amélioration notable s'est faite dans sa santé ; elle n'a pas eu d'ictère depuis l'an passé ; elle éprouve seulement parfois des pincements, mais elle n'a plus ces picotements habituels dans le ventre. Les digestions sont bonnes, les selles régulières ; l'urine ne dépose plus de sable. Le fond du teint est encore un peu jaune. Il est difficile de préciser aujourd'hui les limites du foie ; tout l'abdomen est sensible au toucher, tendu, d'une dureté comme cartilagineuse ; nulle part le son donné par la percussion n'est bien clair ; mais la matité est surtout prononcée à partir de l'hypochondre droit jusqu'au niveau de l'ombilic (il y a eu hier une selle abondante) ; c'est au côté gauche de l'ombilic que la sensibilité est le plus vive. A la suite de mon exploration, la malade a éprouvé pendant toute la journée, de la douleur dans le ventre.

Après vingt-deux bains, l'hyperesthésie a diminué, le teint est clair, la dureté du ventre est la même.

Le 15 juillet 1858, la malade vint faire une troisième saison ; il n'existait plus de matité particulière à l'hypochondre droit ; mais je trouvai de l'empâtement avec des points indurés et sensibles disséminés sur toute la surface de l'abdomen.

Je n'ai pas obtenu d'informations ultérieures.

Ce qui est évident, c'est que le volume d'abord considérable du foie, qui recouvrait comme un plastron une

grande partie de la face antérieure de l'abdomen, diminua notablement dans l'intervalle de la première à la
deuxième cure ; la seconde année, le foie paraissait ne pas
descendre plus bas que l'ombilic, mais différents points
d'induration jointe à de l'hyperesthésie existaient par tout
le ventre ; ce sont ces points seuls que je retrouvai la
troisième année ; il faut sans doute les rapporter à des péritonites partielles qui se sont successivement déclarées
pendant la période d'acuité de l'hépatite.

La complication d'une *péritonite* s'était faite chez une
malade atteinte, depuis longues années, de coliques hépatiques, et qui me fut adressée en 1856 par M. le professeur Tardieu. Ces crises avaient laissé à leur suite une
dyspepsie habituelle avec maux de cœur presque incessants
et sensibilité vive de la région de l'estomac et du foie.
Quand la malade se présenta à mon observation, c'était
plutôt une gastro-entérite chronique qui compliquait l'affection hépatique. Chez cette dame âgée de cinquante-six
ans, très-nerveuse, amaigrie, chagrine, affectée d'une
céphalée habituelle, les coliques hépatiques étaient revenues, avec une persistance insolite, malgré de nombreuses
saisons faites à Vichy. Le foie était tuméfié : remontant
assez haut vers la poitrine, il dépassait de deux à trois
travers de doigt les fausses côtes. La langue était rouge,
et à sa pointe il existait un pointillé rouge vif ; tout le ventre était sensible à la pression ; les reins eux-mêmes présentaient une saillie anormale. — A la fin de la cure, la
tuméfaction du foie avait disparu, comme il était facile de
s'en assurer par une palpation profonde ; le rein droit seul
était encore tuméfié (la malade avait rendu au début du
traitement, du sable urique) ; l'injection des papilles de la
langue continuait. — Cette dame revint l'année suivante ;
elle avait souffert durant l'hiver de douleurs assez aiguës,

accompagnées d'un sentiment de faiblesse à l'épigastre,
mais n'avait plus eu de coliques hépatiques. Je trouvai le
foie dans ses limites normales, la langue bonne, le ventre
souple. En un mot, parmi les symptômes de la complication gastro-entérique, la gastralgie semblait être le seul
qui eût persisté depuis la cure de l'année précédente.

Plusieurs des observations que j'ai citées dans le cours
de ce travail, ont fait voir combien l'affection calculeuse
du foie se complique fréquemment des symptômes d'une
irritation gastro-entérique. Les coliques hépatiques sont
presque toujours annoncées par des phénomènes gastralgiques et dyspeptiques; ceux-ci sont exaspérés par l'explosion des crises calculeuses, ou bien s'ils n'existaient
pas, ils succèdent à ces crises. Le dernier fait que j'ai
rapporté est un exemple de cette complication qui, lorsqu'elle présente un caractère d'acuité, résiste souvent plus
au traitement de Vichy que l'affection principale. Une constipation plus ou moins opiniâtre est habituelle chez ces
malades; la diarrhée constituée parfois par des selles bilieuses est l'exception. Dans trois cas, j'ai noté l'hématémèse comme complication de la maladie.

L'obs. 34 a montré que la *glucosurie* s'était déclarée
chez une dame âgée, obèse, affectée depuis longtemps de
calculs biliaires. En dehors de ce fait, cette complication
s'est encore présentée deux fois à mon observation. Un
homme âgé de quarante-huit ans, d'une constitution débilitée par des excès sexuels, arriva à Vichy, jaune, maigre,
avec le ventre développé; il avait une diarrhée habituelle.
A travers la paroi abdominale dure, tendue, je sentis
un empâtement général; il existait de la matité sous les
fausses côtes droites. Le malade se plaignait en outre
d'une grande altération; j'examinai l'urine, elle renfermait
une proportion notable de glucose; au bout de peu de

jours de traitement, elle n'en contenait plus de trace. Une femme de Trévoux, venue à Vichy, en 1861, pour des coliques hépatiques, compliquées d'une hépatite chronique, présenta l'hiver suivant des symptômes de diabète; l'urine fut analysée; on y trouva une grande quantité de sucre.

Des *phénomènes nerveux* compliquent assez fréquemment l'affection calculeuse du foie. Chez quelques sujets très-impressionnables, des symptômes hystériformes se produisent au moment des crises, provoqués par l'intensité ou par la persistance des douleurs. Une dame qui me fut adressée en 1860 par M. Pétrequin, présentait dans ses crises la complication d'une amplyopie qui existait aussi chez le sujet de l'obs. 71 et que le traitement de Vichy parut améliorer. Un certain nombre de malades étaient affectés depuis l'apparition de l'affection calculeuse, de migraines, dont le retour précédait ou accompagnait l'explosion des crises hépatiques.

CHAPITRE III.

Complication de l'affection calculeuse du foie avec l'affection goutteuse, la gravelle urique et la diathèse rhumatismale.

Depuis longtemps Prout a signalé la diathèse goutteuse comme fréquente chez les individus affectés de calculs biliaires. Selon Frerichs, «la coïncidence de cette maladie avec la gravelle urique peut être regardée comme accidentelle[1].» Je partage complétement l'opinion contraire exprimée par M. Fauconneau-Dufresne[2], d'après lequel « cette réunion morbide ne peut guère être considérée comme fortuite» car, ajoute-t-il, malgré la différence de composition des pierres biliaires et des concrétions urinaires, les mêmes causes tendent à les produire les unes et les autres, et l'on a vu souvent les calculs biliaires exister en même temps que la goutte.

Parmi les causes généralement considérées comme productrices de la goutte, il en est quelques-unes, telles qu'une alimentation trop substantielle, l'abus des viandes noires et des spiritueux, dont l'influence sur la production des calculs biliaires est loin d'être démontrée. Mais il en est d'autres, comme par exemple la vie sédentaire, le défaut d'exercice, qui sont communes aux deux affections. Il y a plus : on est en droit de supposer que l'acide urique, qui constitue la base, l'élément chimique de la goutte, est formé dans le foie ; c'est là l'opinion de notre savant physiologiste Cl. Bernard, qui l'a exprimée dans

---

[1] *Klinik der Leberkrankheiten*, t. II, p. 490.
[2] *Précis des maladies du foie*, 1856, p. 308.

ses leçons comme une probabilité [1]. On conçoit que, lorsqu'il y a ingestion exagérée d'aliments azotés, l'oxygénation insuffisante détermine la formation d'acide urique, et que s'il y a excès d'éléments hydro-carbonés, la même cause produise de la cholestérine; dans le premier cas, c'est la goutte, dans le second, c'est l'affection calculeuse du foie qui prend naissance, en admettant toujours la prédisposition à l'une ou à l'autre de ces affections; on conçoit qu'elles puissent être engendrées simultanément, ou qu'elles se succèdent selon que l'un ou l'autre de ces deux procédés prédominera. Les mêmes résultats peuvent encore se produire, si avec des proportions ordinaires de ces matériaux de combustion, l'oxygène fait défaut.

Ce serait donc à un trouble de fonction du même organe, le foie, que serait due la formation des produits anormaux d'où dépendent l'une et l'autre de ces deux affections. Ce que la théorie permet d'expliquer, l'observation clinique devait le faire supposer d'avance à ceux qui, comme nous à Vichy, sont en mesure de constater combien sont fréquentes dans l'affection goutteuse les altérations soit fonctionnelles, soit organiques du foie.

Chez quelques-uns des malades que j'ai été à même d'observer, la goutte avait précédé l'apparition des coliques hépatiques. Tel fut le cas d'un malade que m'adressa en 1856 M. le docteur Bédel, de Labroque; « atteint depuis longues années, d'une goutte mobile, héréditaire, dont les accès étaient parfois très-violents, il avait eu quelques attaques de gravelle. Dans le courant de l'hiver 1855, il

[1] S'il est vrai que l'acide urique ne soit que de l'urée à un degré moindre d'oxydation, la formule qu'à donnée Frerichs (*Handwörterbuch der Physiol. v. Wagner*, 3e vol., 1re part., p. 831, note) pour expliquer la formation du sucre dans le foie, par un dédoublement des matières albumineuses en urée et en sucre, pourrait expliquer comment l'acide urique lui-même prend naissance dans cet organe.

eut une colique hépatique, accompagnée de tuméfaction du foie et suivie de déjections charbonées. »

Le sujet de l'obs. 71 souffrait depuis quelques années, d'une goutte articulaire, lorsqu'il fut atteint d'une crise hépatique cholériforme.

Quelques malades avaient rendu du sable urique assez longtemps avant qu'apparussent les premières coliques hépatiques ; celles-ci ont été précédées dans quelques cas de coliques néphrétiques ; en voici un exemple :

Obs. 54. *Coliques hépatiques d'une grande violence succédant à des coliques néphrétiques; la première crise présente des symptômes cholériformes, dure plusieurs jours et fait craindre pour la vie de la malade. La douleur ancienne au rein gauche est réveillée par chaque crise hépatique, qui est suivie de l'émission de sable urique. — Dès la première cure, les coliques ne reparaissent plus; la seconde est marquée par des flux répétés de bile, qui se produisent sans aucune douleur.*

Mme *** habitant Munich, quarante-deux ans, de constitution sèche, très-débilitée depuis quelques années, mère de sept enfants, encore abondamment réglée, a eu son grand-père atteint de la pierre, affection à laquelle il a succombé. A l'âge de quatorze ans, elle a commencé à souffrir de coliques néphrétiques, ayant leur point de départ constamment dans le rein gauche; elles ont cessé il y a trois ans, à partir de l'époque où ont éclaté les coliques hépatiques. Cette nouvelle maladie a débuté par un ictère de longue durée; peu après sa disparition, il se déclara subitement dans l'hypochondre droit et à l'épigastre, des douleurs qui durèrent plusieurs jours et d'une telle violence, que d'après la note du médecin de la malade, elle a couru le plus grand danger. Les symptômes qu'elle a présentés, crampes d'estomac horribles, vomissements, nausées incoërcibles, refroidissement des extrémités, sueur froide, ont fait craindre une attaque de choléra.

Des crises semblables, mais moins graves, se répétèrent à de longs intervalles. Il s'y joignait toujours des douleurs dans la région du rein

9

gauche, siége des anciennes coliques néphrétiques, mais qui n'atteignaient pas le degré d'intensité des douleurs ressenties à l'hypochondre droit. Après avoir été une année sans éprouver de coliques
hépatiques, elle en vit survenir de nouveaux accès ; les douleurs
excessives, qui semblaient partir de la région lombaire, duraient
six ou sept heures, accompagnées de vomissements des plus violents,
et suivies d'ictère. Cette année (1856) elle eut deux crises aux mois
de février et de mai, au voisinage de l'éruption menstruelle, qui
n'en fut nullement troublée. Deux ou trois jours après chaque accès, l'urine dépose du sable rouge; pendant l'accès, au dire de
la malade, ce sont les oranges, les pommes aigres qui lui réussissent le mieux ; elle se trouve également soulagée par l'application de la chaleur sur l'abdomen.

Elle arrive à Vichy le 10 juin, dans un état de complet épuisement. Le teint est jaunâtre, pâle; la face amaigrie, comme tout le
corps, porte l'expression d'une souffrance prolongée ; la voix est
faible, la marche pénible, la digestion difficile. Il existe une telle
hypéresthésie de tout l'hypochondre droit, les muscles se con-
tractent au moindre attouchement, avec tant de force, qu'il est
impossible de préciser les limites du foie. D'après la percussion et
la palpation, les deux reins ne présentent aucune altération appréciable; l'urine que j'examine est normale. (Je prescris cinq demi-
verres d'eau de la Grande-Grille, et chaque jour un bain demi-
minéral d'une demi-heure de durée.)

Ce traitement est très-bien supporté : après le douzième bain,
il s'est déjà produit une amélioration remarquable dans l'état général de la malade. Le teint est plus clair, l'appétit est revenu, la
digestion se fait mieux. La palpation de l'hypochondre permet de
croire que le foie est sensiblement dans ses limites normales. (Je
conseille quatre ou cinq verres de la même eau en boisson et des
bains de trois quarts d'heure.) Le lendemain, une légère crise hépatique se déclara; elle commença par les signes d'une indigestion.
Les crampes si douloureuses de l'épigastre ne se firent pas sentir
cette fois, le rétablissement fut très-prompt; deux jours après, le
teint qui avait jauni, était redevenu normal. A la suite de cet accès,
l'urine présenta un dépôt de sable rouge (acide urique). Vers la fin

de la cure la malade eut une autre crise de colique hépatique très-
violente.

Aprés avoir pris vingt-six bains, elle quitta Vichy dans un état
satisfaisant. Dans le courant de l'automne, elle but, d'après mon
avis, une vingtaine de bouteilles d'eau de Vichy (Célestins) : un
verre le matin à jeun, un autre avant le repas du soir; ce régime
continué pendant dix jours était repris après une interruption de
quelques semaines.

Mme *** revient à Vichy le 30 mai 1857. Depuis la cure de l'année
précédente elle n'a plus eu de colique hépatique; seulement pendant les deux derniers mois, elle a ressenti, par moments, des picotements et comme un éclair qui traversait l'abdomen d'un hypochondre à l'autre, mais sans véritable douleur. Elle n'a pas eu
non plus de coliques néphrétiques; parfois elle a remarqué un peu
de sable rouge déposé par son urine. Lorsqu'à la suite d'un refroidissement, par exemple, elle éprouve quelque malaise, elle prend
des pastilles de bicarbonate de soude qui lui réussissent toujours.

Aujourd'hui le teint est clair, légèrement animé, les joues sont
remplies, les forces revenues, la marche est facile. La paroi abdominale, devenue souple, permet d'exercer la palpation. On
sent immédiatement, sous les fausses côtes, un gonflement accompagné de matité qui ne s'étend pas à plus de 2 à 3 centimètres
de leur bord; il n'existe un peu d'hyperesthésie que dans la
région de la vésicule biliaire, dont pourtant le fond ne dépasse
point le bord du foie. La pression des vêtements à la ceinture ne
cause plus aucune gêne; les digestions sont très-bonnes.

J'instituai le même traitement que l'année précédente; il ne survint durant la cure, d'autre phénomène anormal, qu'un flux de
bile qui se reproduisit à plusieurs reprises, à quelques jours d'intervalle, sans coliques, sans que la santé en fût troublée. Chacune de ces petites crises était constituée par l'apparition de cinq
ou six selles entièrement liquides, bilieuses, se succédant dans
l'espace de quelques heures. Le traitement suspendu un seul jour,
était repris le lendemain. — Mme *** quitta Vichy dans l'état de
santé le plus satisfaisant.

OBS. 55. *Calcul vésical opéré par la lithotritie. L'année suivante apparaissent pour la première fois les coliques hépatiques ; guérison à la suite du traitement de Vichy.*

Un malade âgé de soixante-deux ans, d'un tempérament bilieux, d'une bonne constitution, avait été débarrassé d'un calcul vésical par la lithotritie en 1853. L'année suivante, il éprouva la première colique hépatique. En 1855, il fit une première saison à Vichy ; les coliques ne reparurent point, mais les digestions étant restées lentes, le malade vint faire une nouvelle cure en 1856 ; il en fit en 1858 une troisième toute préventive. Trois ans après, M. Néves, de Bar-le-Duc, m'informa que « depuis le traitement de Vichy, le malade avait joui de la santé la plus parfaite ; non-seulement il n'avait plus rien éprouvé au foie ni aux reins, mais il était bien mieux portant qu'avant d'avoir été atteint de sa double affection. »

Dans un plus grand nombre de cas, l'apparition du sable urique ou des coliques néphrétiques a lieu en même temps que celle des coliques hépatiques.

Chez quelques sujets (voy. obs. 54, 56) chaque crise hépatique ramène des douleurs dans les reins ou bien elle est suivie d'un dépôt de sable urique dans l'urine. J'ai reconnu chez quelques malades atteints de lithiase biliaire, avec ou sans tuméfaction du foie, la saillie jointe parfois à de l'hyperesthésie de l'un des deux reins ; j'ai cité des faits de ce genre.

J'ai observé aussi fréquemment la concomitance des deux ordres de symptômes, la manifestation de la diathèse urique après les coliques hépatiques. Je citerai comme exemple l'observation suivante qui présente un grand intérêt en raison de la gravité, de la persistance et des complications de la maladie.

Obs. 56. *Gastralgie avec vomissements opiniâtres, suppression des menstrues. Coliques hépatiques rebelles, compliquées de gravelle urique (disposition héréditaire). Hématémèse. — Sous l'influence de cures répétées de Vichy, amélioration graduelle de la santé; les coliques hépatiques cessent; la malade continue à rendre presque sans souffrance du sable urique.*

Mlle D.... (du département de Loir-et-Cher) de tempérament lymphatico-sanguin, de constitution primitivement robuste, a joui d'une bonne santé jusqu'à l'âge de vingt-huit ans. Elle souffrait seulement, au moment de ses époques, de coliques assez violentes. Son grand-père maternel et l'un de ses cousins-germains sont morts de la pierre; son père en était atteint également, et un frère de son père est affecté d'une maladie du foie.

En 1850, elle tomba malade à la suite d'une très-violente émotion : sa nièce âgée de dix ans était morte dans ses bras, la tenant tellement serrée dans les dernières convulsions qu'on eut quelque peine à la dégager de cette étreinte. Elle se trouvait à l'époque menstruelle; les règles s'arrêtèrent et durant trois ans ne reparurent point. A partir de ce jour, elle fut sujette à des vomissements qui devinrent de plus en plus rapprochés et finirent par se produire dès que la malade prenait un aliment quel qu'il fût; les efforts de vomissement allaient jusqu'à lui faire rendre du sang. Quelques cuillerées de mousse de bière étaient la seule boisson qu'elle supportât; parfois elle digérait de petits fragments de pain d'épices.

Après bien des médications inutiles, elle se rendit à Vichy en 1853. Elle avait eu pour la première fois, au mois de juillet de cette année, une crise caractérisée par des douleurs excessivement violentes à l'épigastre, traversant le corps d'avant en arrière, accompagnées de nausées, de vomissements et suivies de jaunisse. Cette crise dura sept heures avec tant de violence que le médecin, appelé auprès d'elle, craignit qu'elle ne succombât.

L'eau de Vichy, même à petites doses, provoqua chez la malade des vomissements opiniâtres; M. Prunelle lui conseilla de se borner aux bains; malgré l'irritation vive qu'elle éprouva durant la cure et qui amena de la fièvre, elle prit quatre-vingts bains en trois mois; elle eut, durant cet intervalle, plusieurs coliques hépatiques.

Le résultat de cette première cure fut une amélioration manifeste ; les règles, qui manquaient depuis trois ans, reparurent et les vomissements ne furent plus aussi fréquents.

Fn 1854, elle fit une seconde saison, pendant laquelle on lui fit prendre jusqu'à six verres par jour d'eau Lardy, dans le but de remédier à sa faiblesse ; il survint des épistaxis et des crachements de sang, qui persistèrent assez longtemps après la cessation de la cure ; il se déclara de la leucorrhée ; les crises hépatiques se reproduisirent de temps à autre.

L'année suivante, la malade s'adressa à moi. Sa constitution paraissait profondément atteinte ; elle était d'une grande impressionnabilité, son teint était jaunâtre. Elle digérait toujours avec peine le repas le plus simple, à la suite duquel il se déclarait souvent des imminences de suffocation ; il existait une constipation opiniâtre. L'examen de l'hypochondre droit me fit constater un engorgement évident du foie qui dépassait d'environ deux travers de doigt les fausses côtes. L'intestin ramassé en boule, était fortement distendu par des gaz. Je conseillai l'eau de l'*Hôpital* par *quarts de verre* ; elle fut bien supportée. La malade se trouva bien surtout de boire de l'eau minérale immédiatement après son repas, ce qui en facilitait beaucoup la digestion.

Le dixième jour de la cure, elle fut prise d'une violente colique hépatique ; la crise dura toute une nuit avec des efforts de vomissement considérables et des douleurs en ceinture d'une extrême intensité. Dans les derniers temps, elle rendit par les urines, du gravier en abondance ; je reconnus par l'examen microscopique, qu'il était formé d'acide urique et d'urates alcalins. Une irritation assez vive existait dans l'appareil génito-urinaire. Les douches ascendantes, conseillées à différentes reprises contre la constipation, ont paru à la malade faciliter l'émission du sable par l'urine.

Elle revint à Vichy le 29 juillet 1856 ; une amélioration évidente s'était faite dans l'état de sa santé ; sa physionomie avait perdu son expression de fatigue et de souffrance, le teint était plus clair, pâle. Depuis la dernière cure, elle avait eu trois ou quatre petites crises hépatiques, et à la fin de mai, une colique très-violente de

deux heures de durée , sans vomissements. L'appétit était variable,
elle ne vomissait plus les aliments. L'urine déposait rarement.
Je trouvai l'abdomen saillant, dur, météorisé, indolore à la pression ; le foie ne paraissait pas augmenté de volume.

Au début de la cure, elle eut une légère crise de colique hépatique ; pendant le mois qu'elle passa à Vichy, son urine déposa
en grande .quantité du sable urique. Le 29 août, après le trentième bain, le ventre était souple ; le rein gauche se sentait un
peu tuméfié, le foie facile à limiter maintenant ne dépassait pas
le rebord costal ; les digestions se faisaient bien. Mais, de retour
chez elle , dès le 23 septembre, il se déclara une violente hématémèse, à la suite de laquelle la malade retomba dans l'état de
faiblesse où des accidents semblables l'avaient mise antérieurement
à différentes reprises.

. . . .

Pour abréger cette observation , je me bornerai à ajouter que
la malade, dont l'état général a été en s'améliorant successivement,
a fait chaque année, sauf en 1860, une cure de Vichy, consistant
en quelques petites verrées d'eau de l'Hôpital en boisson et une
trentaine de bains. En dernier lieu, l'eau des Célestins a été parfaitement supportée.

Des coliques hépatiques légères se sont déclarées de temps à
autre jusqu'en 1859, où la dernière eut lieu durant le traitement
de Vichy.

Depuis cette époque jusqu'au 10 mars 1862, jour où la malade
m'écrit, elle n'en a plus ressenti. «De temps à autre l'urine dépose
encore du sable, mais moins souvent et en moins grande quantité;
c'est surtout un jour ou deux avant l'apparition des règles, que
cette émission a lieu. Il arrivait quelquefois que ce dépôt précédât
la colique hépatique, d'autres fois il la suivait, et je remarquai
qu'alors le sable n'était pas tout à fait pareil à ce qu'il était dans
le premier cas; il était plus gros et moins rouge (urates probablement). Depuis que les coliques hépatiques ont cessé , le sable a
repris le premier caractère. J'ai fréquemment recours à l'eau des
Célestins qui me cause un bien-être dont j'ai la conscience. Je
digère bien , je mange à peu près de tout, sans en être gênée; je
ne vomis plus. Les hémorrhagies surtout ont complétement cessé.»

La malade est toute heureuse d'un état qu'elle regarde comme la guérison, guérison inespérée d'elle aussi bien que du docteur Delthil, de Bracieux, son médecin qui craignait que cette maladie complexe ne fût au-dessus des ressources de l'art.

Tantôt le sable urique apparaît après que tout symptôme de l'affection calculeuse biliaire a disparu, comme on en a vu des exemples dans les obs. 2, 7, 26, tantôt les symptômes de cette double affection se mêlent et se succèdent alternativement. Ordinairement le sédiment rouge de l'urine persiste plus longtemps que les crises hépatiques.

Comme exemple de succession de coliques néphrétiques aux coliques hépatiques, je citerai le fait d'une demoiselle de Moulins qui, ayant été atteinte à plusieurs reprises de coliques hépatiques, fit, à partir de 1840, des cures répétées à Vichy. Depuis lors, elle n'eut plus de coliques biliaires. En 1846, à l'âge de quarante-six ans, elle perdit ses règles. Un an après, elle ressentit pour la première fois des coliques néphrétiques; malgré une saison faite à Vichy, en 1854, les douleurs de reins sont revenues souvent; celles qu'elle éprouvait autrefois à la ceinture et qui étaient accompagnées de vomissements et d'ictère, ont complétement cessé. Ces crises néphrétiques la ramenèrent à Vichy en 1856; le ventre était légèrement ballonné, le foie dans ses limites normales; je ne reconnus aucune altération appréciable des reins.

Comme exemple du mélange des deux ordres de symptômes, de l'affection calculeuse du foie et de la diathèse goutteuse, je rapporterai l'observation suivante :

Obs. 57. *Coliques hépatiques suivies promptement de douleurs arthritiques et de coliques néphrétiques. — A la suite de deux cures, les symptômes s'amendent, mais il se déclare de temps à autre de légères douleurs hépatiques ou néphrétiques ou articulaires.*

Une dame âgée de quarante-neuf ans, d'une constitution délicate, d'un tempérament bilieux et nerveux, fille d'un père atteint

de coliques néphrétiques, ayant une sœur affectée d'arthrite goutteuse des mains, à la suite d'un chagrin profond occasionné par
la mort de sa fille, perdit le repos et l'appétit ; la digestion devint
pénible ; il se manifesta de temps en temps, des douleurs à l'estomac
et au côté droit du ventre ; il y eut même quelquefois des vomissements joints à une constipation opiniâtre ; la malade s'affaiblit
et devint d'une maigreur extrême.

Au mois de mars 1856, elle fut prise tout à coup de douleurs
excessives dans le côté droit du ventre et à l'épigastre ; il se déclara
un léger ictère ; le foie se tuméfia ; l'intestin se remplit de matières fécales durcies dont on ne parvint pas à le débarrasser. « Les
douleurs continuant, les calmants de tout genre, émollients, bains,
antispasmodiques, n'ayant produit aucun soulagement, je me décidai, m'écrivit M. le docteur Marie, d'Auxerre, malgré ma ré-
pugnance pour les évacuations sanguines chez un sujet aussi affaibli, à recourir aux sangsues ; appliquées en petit nombre et à
plusieurs reprises, elles eurent un plein succès. L'intestin se vida,
les digestions devinrent moins difficiles ; et après plusieurs rechutes, accompagnées de douleurs plus ou moins vives et d'une
pesanteur remarquable à l'anus, faisant toujours croire à une
garde-robe prochaine, la convalescence s'établit. Au bout d'un
mois, la tumeur de l'hypochondre, qui avait presque complétement
disparu, se reproduisit pour disparaître encore et faire place à
des douleurs dans les extrémités inférieures. »

Le 7 août, à son arrivée à Vichy, la malade se plaignait de la
lenteur de ses digestions. Elle accusait en outre des douleurs presque fixes à la plante des pieds et aux talons ; elle souffrait aussi
des reins. Il existait à l'hypochondre droit une tumeur nettement
limitée, dépassant de quatre travers de doigt le rebord costal,
ayant une largeur à peu près semblable, à surface égale, arrondie,
sensible à la pression ; je la considérai comme formée par la vésicule biliaire distendue. La langue était normale.... A la fin de la
cure, la tumeur avait diminué, les douleurs aux pieds avaient disparu, l'état général s'était sensiblement amélioré.

L'hiver suivant, la malade n'eut plus de coliques hépatiques ;
mais il se produisit un gonflement du foie avec fièvre. Elle éprouva
aussi pour la première fois des coliques néphrétiques, et les dou-

leurs articulaires dans les pieds reparurent. A son retour à Vichy,
le 7 juin 1857, elle accusait des douleurs aux orteils et dans les
talons. Le ventre était parfaitement souple; le bord du foie dépassait à peine d'un travers de doigt le niveau des fausses côtes....
La cure se passa sans accident.

Au mois d'avril 1861, M. le docteur Marie m'informa que « depuis
son second séjour à Vichy, la santé de Mme*** était assez satisfaisante;
cependant elle éprouve de temps à autre, quelques légères douleurs gastriques, hépatiques, quelquefois néphrétiques et même
articulaires; mais elles sont peu intenses et de courte durée. »

En somme, on le voit, les deux maladies ont entre elles
une grande affinité : c'est tantôt l'une, tantôt l'autre qui
débute, ou bien elles apparaissent à la fois chez le même
sujet; parfois elles se succèdent, d'autres fois elles se
mêlent, chaque crise de colique hépatique rappelant par
exemple des douleurs dans les reins antérieurement irrités
par la gravelle, ou étant suivie d'un dépôt de sable rouge
dans l'urine. Ma statistique ne peut embrasser tous les cas
d'affection calculeuse du foie que j'ai observés, mes informations n'ayant pas toujours été aussi complètes que je
l'eusse désiré. Mais je n'exagère point en affirmant que le
quart environ des malades atteints de lithiase biliaire ont
présenté soit antérieurement à l'apparition de cette maladie, soit simultanément, soit postérieurement, des signes
de la diathèse urique. Nous l'avons dit, ces deux affections
ont quelques causes en commun, elles ont leur point de
départ dans des troubles fonctionnels du même organe, le
foie, où se forme l'élément matériel de chacune des deux.
Heureusement aussi le même traitement est-il applicable à
l'une et à l'autre, la médication alcaline paraissant non-
seulement aider à l'expulsion des produits anormaux qui
en forment la base, mais exercer une action directe sur le
foie où ils prennent naissance.

L'affection *rhumatismale* est si fréquente qu'on pouvait s'attendre à la rencontrer comme complication de l'affection calculeuse du foie. Sans se montrer aussi souvent que la précédente, cette association morbide n'est pas rare. Plusieurs des malades dont j'ai rapporté l'histoire l'ont présentée; je rappellerai les obs. 2, 21, 50, dont les sujets avaient tous souffert de rhumatisme articulaire avant d'éprouver les premiers symptômes de l'affection calculeuse du foie.

Chez le sujet de l'obs. 52, ce fut l'affection hépatique qui parut la première; il s'y joignit bientôt un lumbago, une sciatique, puis enfin, concurremment avec le retour des coliques hépatiques, une arthrite rhumatismale des deux genoux. Ce fut aussi la maladie du foie qui se déclara en premier lieu chez les trois malades dont voici sommairement l'histoire.

Une demoiselle d'une trentaine d'années, de bonne constitution, très-nerveuse, me fut adressée en 1857 par M. le docteur Féron, de Bayeux, pour des coliques hépatiques dont les premiers symptômes dataient de dix ans. La susceptibilité de cette malade était devenue telle qu'on ne pouvait plus lui administrer les médicaments qu'en lavement; la plus petite dose ingérée dans l'estomac suffisait pour ramener la douleur et l'angoisse. Deux accès de fortes coliques hépatiques éclatèrent pendant la cure, à la fin de laquelle l'estomac avait repris de la vigueur. Quatre ans après, M. Féron m'apprit « qu'immédiatement après le traitement de Vichy, la malade avait éprouvé dans un bras des douleurs rhumatismales d'une violence extrême. Ces douleurs, paraissant dépendre d'un principe arthritique qui existe dans la famille, sont revenues de temps à autre, mais il n'a plus reparu d'accidents hépatiques. »

Une dame de Lyon, âgée de cinquante-six ans, d'un tempérament lymphatique, obèse, était venue une pre-

mière fois prendre les eaux de Vichy en 1854 pour des
coliques hépatiques. Elle avait eu antérieurement, à ce
que m'apprit M. Richard, de Nancy, une véritable hépatite
aiguë. La deuxième cure faite en 1858 fut contrariée par
l'apparition de douleurs rhumatismales intenses, affectant
particulièrement la région cervicale, et que j'eus grand'-
peine à calmer. Trois ans après, l'honorable directeur de
l'école de médecine de Lyon voulut bien m'informer que,
« depuis son retour de Vichy, Mme *** n'avait pas eu de
nouvelles coliques hépatiques; mais la digestion était toujours lente, la constipation habituelle. Cette dame avait souffert de temps en temps de douleurs rhumatiques qui affec-
taient un caractère semi-périodique et qui siégeaient
(comme je l'avais déjà observé à Vichy) dans la nuque et
la région cervicale. Depuis quelque temps la santé de
Mme *** était satisfaisante. »

Une dame d'un âge avancé, d'une forte constitution,
avait pris autrefois avec succès les eaux de Vichy pour des
coliques hépatiques. En 1858, elle en fut atteinte de nouveau; la crise présenta un caractère d'acuité qui nécessita
un traitement antiphlogistique. La cure de Vichy, bien
qu'elle fût entreprise à une époque bien rapprochée de
l'accès, trois semaines seulement après son début, fut
bien supportée. — Deux ans après, M. le docteur Poyet,
de Feurs, m'adressait de nouveau cette malade avec l'in-
formation suivante : « Mme *** ayant éprouvé un rhumatisme
subaigu pendant l'hiver qui suivit l'usage des eaux de Vichy, et les douleurs articulaires s'étant prolongées jusqu'au mois de juin, je crus devoir lui conseiller les eaux
de Néris. Celles-ci ont modifié avantageusement l'élément rhumatismal sans avoir d'action marquée sur l'affection du foie : deux fortes crises de coliques hépatiques ont
eu lieu, l'une pendant l'hiver, l'autre au printemps. »
Pendant la cure qu'elle fit à Vichy au mois de juin

1860, je fus témoin d'une crise hépatique violente et prolongée.

A ces faits je pourrais joindre celui d'un avocat de Paris, qui avait été atteint de bonne heure, de même que sa
mère et son frère, de dyspepsie. Ce mal héréditaire se
compliqua de coliques hépatiques, puis d'un rhumatisme
articulaire et enfin de gravelle urique. A la suite d'une
première cure de Vichy, la dyspepsie avait diminué, la
gravelle avait disparu, les coliques hépatiques n'avaient
point reparu.

En réunissant ces huit faits, on voit que c'est tantôt le
rhumatisme, tantôt l'affection lithiasique qui a débuté.
Chez les trois premiers sujets l'affection arthritique semble
avoir été absorbée par la seconde ; chez deux autres l'inverse a eu lieu ; chez la dernière malade, le rhumatisme
intercurrent, ayant cédé au traitement de Néris, a été
suivi du retour de coliques hépatiques d'ancienne date.

Dans l'obs. 52, on voit les symptômes des deux ordres
se combiner pour ainsi dire, et enfin chez le dernier malade cette association morbide a été compliquée encore de
la gravelle.

La complication rhumatismale ne contre-indique pas le
traitement alcalin.

CHAPITRE IV.

Diagnostic.

Dans le cours de ce travail, je me suis attaché à montrer sur quels signes s'appuie le diagnostic pour les cas où il offre quelque difficulté ; j'ai cherché à caractériser nettement l'affection calculeuse du foie, à la reconnaître sous les différentes formes et au milieu des complications qu'elle peut présenter.

Ce chapitre comprend : 1° le diagnostic de cette affection avant l'apparition des coliques hépatiques ; 2° le diagnostic différentiel des coliques hépatiques et de la gastralgie ; 3° celui des coliques hépatiques et des coliques néphrétiques ; 4° enfin la discussion de faits relatifs à l'hépatalgie non calculeuse.

§ 1er. *Diagnostic de l'affection calculeuse du foie avant l'apparition des coliques hépatiques.*

Le diagnostic est appelé à se prononcer sur deux périodes fort distinctes de la maladie : la première est constituée par des prodromes qui précèdent quelquefois de plusieurs années les crises caractéristiques des calculs biliaires ; la seconde est formée par ces crises elles-mêmes.

Relativement à la première période, si nous résumons nos observations, nous voyons que l'affection calculeuse du foie débute toujours par des phénomènes dyspeptiques. Ceux-ci consistent surtout en une sensation de gonflement, de pesanteur à l'estomac, qui commence quelques heures après le repas, et à laquelle s'associe presque toujours la constipation. Il y a souvent augmentation de sensibilité à la pression de l'épigastre, et plus particulièrement du triangle épigastrique droit, région où la percussion indique dans quelques cas une matité anormale. Lorsqu'à ces signes se joint l'apparition momentanée d'un léger ictère; lorsqu'il n'existe pas de symptôme caractéristique d'une affection idiopathique de l'estomac (douleur à l'épigastre et à l'hypochondre gauche, à peu près continue, avec des exacerbations liées généralement à des écarts de régime, rougeur à la langue, émaciation, quelquefois induration à la région pylorique), ou que la dyspepsie n'est pas sous la dépendance d'une autre affection locale ou générale, il est très-probable que l'on a affaire à une maladie commençante du foie, dont les phénomènes dyspeptiques sont la conséquence. Quand, avec ces signes, il ne se rencontre pour le foie, outre la teinte ictérique passagère, d'autre symptôme qu'un sentiment de malaise momentané, une douleur vague, fugitive, il y a lieu de supposer que l'on est en présence d'une affection calculeuse à son début.

S'y joint-il une tuméfaction plus ou moins considérable du foie, le diagnostic est plus incertain, les phénomènes précédents pouvant dépendre d'une affection autre du même organe. Dans l'un comme dans l'autre cas, pour que le diagnostic se confirme, il faut un signe de plus, à savoir la colique hépatique qui est caractéristique de l'affection. Le doute cesse également si, comme dans l'obs. 29, on peut constater, par la palpation de la vésicule biliaire distendue, la présence de calculs.

L'obs. 24 a montré que la période prodromale, pendant laquelle les symptômes gastriques existent seuls, dure quelquefois fort longtemps; et pendant tout ce temps, en l'absence de signes qui dénotent le trouble fonctionnel du foie, on ne peut évidemment se prononcer sur la nature de la maladie. A plus forte raison le diagnostic ne saurait-il être établi quand les prodromes sont uniquement constitués par des phénomènes exceptionnels comme nous en avons cité,

tels que des suffocations (obs. 27), ou des phénomènes
nerveux (obs. 29).

§ 2. *Diagnostic des coliques hépatiques et de la gastralgie.*

Lorsque viennent à éclater les crises caractéristiques de
la maladie, les coliques hépatiques, le diagnostic n'offre
généralement pas de difficulté.

Le siége habituel et les caractères particuliers de la douleur, l'ictère dont elle est presque toujours accompagnée
ou suivie, suffisent le plus souvent pour faire reconnaître
les coliques calculeuses biliaires. C'est surtout avec la gastralgie ou gastro-entéralgie et avec la colique néphrétique
qu'on peut les confondre. Je vais rapporter quelques faits
dont la discussion pourra servir à élucider les cas difficiles. Je commence par ceux qui ont trait au diagnostic de
la colique hépatique et de la *gastralgie.*

Obs. 58. *Crises douloureuses de nature douteuse. — Apparition
subséquente de l'ictère, qui fixe le diagnostic.*

En 1860, mon illustre maître, M. Rayer m'adressa une jeune
dame de bonne constitution, mère de deux enfants, très-nerveuse,
qui l'avait consulté deux fois. A des symptômes dyspeptiques s'étaient
jointes des crises douloureuses, sur la nature desquelles le médecin habituel de la malade n'avait pas cru pouvoir se prononcer;
voici le premier avis que donna M. Rayer :

«Les accidents que Mme *** a éprouvés à deux reprises, peuvent
être attribués : 1° à une colique hépatique, 2° à une colique néphrétique, 3° enfin à une colique nerveuse. J'incline vers cette
dernière opinion: parce qu'à la suite de ses coliques, Mme *** n'a
point eu de jaunisse même passagère; parce qu'elle rapporte la
douleur au creux de l'estomac et à la région ombilicale; parce
qu'on n'a pas remarqué de graviers ou de sable dans l'urine; enfin parce que la préexistence d'une inflammation du gros intestin
dispose à une névrose des voies digestives.» Pourtant un doute
restait à M. Rayer; aussi à la suite des moyens thérapeutiques

dont il conseillait l'usage (et parmi lesquels figuraient les bains alcalins et gélatineux, et la prise chaque matin à jeun, d'un verre d'eau de Vichy), ajoutait-il : «pendant la crise, on examinera avec le plus grand soin, la couleur de la conjonctive et on s'assurera si l'urine ne contient pas de matière colorante de la bile.»

Une nouvelle crise survenue peu après, et pendant laquelle il se manifesta un léger ictère, vint prouver combien était juste la prévision de notre honoré maître, qui dès lors diagnostiqua des coliques hépatiques, et conseilla une cure à Vichy.

L'ictère qui se manifeste pendant ou après une crise calculeuse, consiste parfois en une simple coloration jaunâtre de la conjonctive. Lorsque ce caractère ne paraît pas suffisamment tranché, l'examen de l'urine vient en aide au diagnostic ; outre la coloration plus ou moins brune de ce liquide, on peut, au moyen de réactifs, y reconnaître la présence de la matière colorante de la bile.

OBS. 59. *Hypertrophie du foie ; crises fréquentes, d'intensité moyenne ; gravelle biliaire.*

M. ***, de Lyon, âgé de soixante ans, d'un tempérament phlegmatique, ayant le teint subictérique, vint à Vichy en 1856. Il souffrait depuis dix ans, de douleur au foie revenant par crises, d'abord deux ou trois fois chaque mois, moins souvent dans les derniers temps. Ces crises n'étaient jamais très-violentes ; elles duraient quelques heures, sans fièvre, et s'accompagnaient de vomissements. Les digestions étaient habituellement difficiles. On n'a jamais examiné, à la suite de ces accès, la matière des selles.

A la percussion, je constate une matité mal limitée sous les fausses côtes droites, sans hyperesthésie. Dans le triangle épigastrique droit, on sent une portion indurée, qui dépasse de deux travers de doigt le bord costal. — Après vingt et un bains et l'usage quotidien de quelques verres d'eau de la Grande-Grille, la matité est mieux dessinée ; elle dépasse d'un travers de doigt le bord des fausses côtes ; l'induration qui était plus facile à percevoir près de l'épigastre, a manifestement diminué. (Je n'ai pas revu ce malade.)

10

Il y avait dans ce fait, contre l'admission de coliques hépatiques, le retour des crises plus fréquent qu'il n'est d'habitude, et surtout leur peu d'intensité. De plus, il existait manifestement une hypertrophie du foie et un trouble dans l'excrétion de la bile, d'où dépendaient la teinte ictérique et la difficulté des digestions. Étaient-ce des crises nerveuses, gastralgiques ou plutôt hépatalgiques, qui compliquaient la maladie; ou bien l'hypertrophie, conséquence possible de l'affection calculeuse du foie, favorisait-elle la production sinon de calculs, dont l'engagement dans les canaux biliaires eût causé des douleurs plus vives, du moins de gravelle biliaire? J'incline pour cette dernière opinion, en considération de l'âge du malade, de son tempérament, qui se concilie mal avec l'idée d'une névralgie aussi persistante. Sans doute il manque, pour résoudre péremptoirement la question, un élément important, c'est l'examen des déjections qui n'a jamais été fait.

C'est ici le cas de rappeler l'obs. 18; c'est celle d'une dame qui, à la suite d'une attaque de choléra, fut atteinte de névropathies diverses, de névralgie faciale, et enfin d'hépatalgie. On aurait pu, en raison de ces précédents, être porté à admettre la nature purement nerveuse des crises hépatiques; mais à différentes reprises la présence de calculs biliaires a été constatée dans les évacuations, et à l'arrivée de cette dame à Vichy, je reconnus chez elle, comme chez le précédent malade, une matité à l'épigastre qui dépendait évidemment d'une tuméfaction partielle du foie. Je rappellerai encore l'obs. 51, où, à la suite de crises gastralgiques répétées, il survint un accès plus violent, pendant lequel l'hypochondre droit devint tendu et douloureux; ce qui montre bien la nature de cette crise, c'est ce qu'un examen « attentif et prolongé » fit découvrir au médecin de la malade, à savoir la présence d'un petit calcul biliaire dans les déjections.

En présence de faits semblables, loin de croire à la rareté de ces concrétions biliaires, on est conduit à partager l'opinion exprimée par Pierre Frank dans sa *Médecine pratique,* où il dit[1] : « Plus souvent qu'on ne pense de petits calculs sortent, sans qu'on s'en aperçoive, avec les matières fécales. »

OBS. 60. *Crises prolongées sans douleur particulière à l'hypochondre droit, suivies d'ictère.*

La même année 1856, je fus consulté par une dame, âgée d'une quarantaine d'années, d'une bonne constitution, bien qu'offrant un peu de pâleur des muqueuses, avec un teint subictérique.

Elle me remit la note suivante du docteur Pigniat (de Laval). « Mme *** est atteinte depuis plusieurs années, de douleurs gastralgiques, qui reparaissent une fois ou deux par an, durent huit jours, douze au plus, et cessent tout à coup et complétement sans laisser aucune trace. Je leur ai opposé l'éther, les opiacés; dans quelques occasions, j'ai dû recourir au sulfate ou au valérianate de quinine, lorsqu'une rémittence appréciable se faisait remarquer. Il y a cinq semaines, ces douleurs ont reparu ne différant des précédentes que par plus de continuité. Après huit jours de souffrance, un ictère bénin s'est montré; il arrive maintenant à la guérison. Il n'y a eu ni tension ni douleur à l'hypochondre droit, aucune tuméfaction appréciable du foie; il n'y a pas eu de fièvre. Les selles ont continué, mais décolorées; depuis douze jours le cours de la bile est rétabli; il n'y a eu que deux interruptions de vingt-quatre à trente-six heures de durée. »

A son arrivée, je trouvai le ventre souple, l'épigastre et les hypochondres indolores; il n'existait aucune altération d'organe appréciable. La malade, que j'interrogeai sur le caractère des douleurs ressenties par elle, me dit qu'elle avait éprouvé la sensation d'une barre qui lui comprimait l'épigastre; elle s'était sentie comme serrée à la ceinture dans un étau. Les douleurs très-vives ont duré pendant quarante heures, assez violentes pour que la sueur lui inondât le visage.....

[1] *Traité de méd. prat.,* trad. par Goudareau, 1842, t. II, p. 339.

Elle quitta Vichy après avoir pris sans accident vingt-cinq bains et bu chaque jour quelques verres d'eau de la Grande-Grille et d'eau Lardy. Les règles arrêtées depuis quatre mois, avaient légèrement reparu. L'état de la santé était des plus satisfaisants.

. Ce qui pouvait embarrasser ici le diagnostic, c'est, d'une part, la durée de huit à douze jours, insolite pour les attaques de coliques hépatiques; d'autre part, l'absence de douleur fixe et de tension à l'hypochondre droit. Mais j'ai déjà eu l'occasion de signaler des cas où, pendant les crises hépatiques, la principale douleur était ressentie au côté gauche (voy. obs. 33, 38, 39); dans un cas même (obs. 34) la douleur existait exclusivement à l'hypochondre gauche; et pourtant l'ensemble des symptômes ne permettait pas de méconnaître la nature des crises; chez tous ces malades, il existait des symptômes évidents d'une affection du foie; l'un d'eux a même rendu des calculs biliaires.

Chez la malade de la dernière observation, ce qui m'a porté à admettre la nature calculeuse des crises, c'est, d'une part, la cessation subite et complète des douleurs, l'intervalle de six mois ou plus qui séparait le retour des coliques, circonstance peu compatible avec l'opinion d'accès gastralgiques; c'est ensuite l'intensité des douleurs, enfin et surtout l'ictère dont la dernière crise a été suivie.

Dans les deux faits que je vais citer, j'ai cru devoir porter un diagnostic opposé.

OBS. 61. *Crises douloureuses fréquentes, accompagnées de météorisme stomacal et de gastrorrhée : gastralgie.*

Une femme âgée de trente-six ans, habitant la campagne (département de l'Allier), maigre, de tempérament sec, vint faire une cure à l'hôpital de Vichy, au mois d'août 1853. La maladie s'était déclarée à la suite de sa dernière couche qui datait de cinq ans. Cette femme accuse des coliques vives qui reviennent fréquemment et durent deux ou trois jours. Elles affectent surtout l'épigastre et le ventre, d'où elles se transmettent dans le dos et aux épaules. Pendant ces crises, elle rejette « des glaires et une eau limpide. » Jamais la peau n'a jauni, jamais son urine n'a déposé de sable. La palpation de l'abdomen ne révèle aucune altération d'organe ; le foie est dans ses limites normales.

Deux jours après l'entrée de la malade, je suis témoin d'une de ces crises ; elle est en proie à une violente agitation, proférant des plaintes presque continues, se comprimant le ventre avec les deux mains ; il se dessine par moments au haut de l'abdomen, un peu à gauche de la ligne blanche, une sorte de boule ou plutôt de tumeur hémisphérique, qui se durcit au moment où elle devient saillante ; elle est sonore à la percussion, qui y détermine un bruit de gargouillement, peu sensible à la pression ; les doigts qui la compriment, l'affaissent en déplaçant du liquide et du gaz. La saillie est évidemment constituée par l'estomac contracté spasmodiquement.

Une potion éthérée ne calma point ces douleurs qui durèrent deux jours avec des alternatives de répit et d'exacerbation. Elles cessèrent alors pour reparaître quatre ou cinq jours plus tard ; elles durèrent encore trente-six heures, après quoi la malade put suivre son traitement sans obstacle.

Elle revint l'année suivante. La cure lui avait fait grand bien, nous dit-elle ; les crises avaient beaucoup diminué de fréquence et d'intensité. Elle ne présentait ni tuméfaction ni sensibilité anormale des viscères abdominaux ; elle se plaignait seulement de constipation. Cette seconde cure s'acheva sans accident.

De quelle nature étaient les crises douloureuses auxquelles cette malade était sujette ? Un de mes confrères diagnostiqua des coliques hépatiques ; je ne crus pas devoir partager cette opinion, me fondant sur les motifs suivants : 1° le retour fréquent des accès qui se reproduisaient, au dire de la malade, tous les quelques jours ; ce n'est pas avec cette presque continuité que se déclarent les coliques hépatiques ; une série d'accès rapprochés peut se prolonger exceptionnellement une semaine ou deux, bien rarement elle dépasse ou atteint même ce terme ; et

ordinairement il s'écoule un intervalle de plusieurs semaines avant qu'une nouvelle attaque ait lieu ; 2° le peu
de sensibilité à la pression de l'épigastre pendant la crise,
tandis que dans la colique hépatique le contact le plus léger suffit habituellement pour exaspérer les douleurs ;
3° la contraction spasmodique de l'estomac, le liquide
limpide rejeté pendant les crises indiquaient assez nettement que l'estomac était le siége de la névrose ; 4° enfin
aucun signe ne témoignait que le foie participât à la maladie. Je diagnostiquai donc une gastralgie.

Obs. 62. *Crises douloureuses avec tumeur à l'épigastre ; dyspepsie,
absence d'ictère : affection organique de l'estomac.*

En 1854, je vis aussi à l'hôpital de Vichy une femme veuve
âgée de cinquante ans, au teint pâle, dont la maladie datait de
quinze années. Au début de son affection, elle a fait une première
cure de Vichy, qui a été suivie du retour à la santé. Les crises ont
ensuite reparu ; depuis deux ans elles ont pris une intensité qui a
surtout augmenté dans les derniers mois. Elles sont caractérisées
par des coliques dont le point de départ semble être entre les deux
épaules ; de là elles se transmettent à l'épigastre, dans les deux
hypochondres et dans le ventre, où elles se produisent sous forme
d'un roulement douloureux. Elles sont accompagnées d'éructations, de nausées, sans vomissements. La digestion est pénible,
celle surtout de la viande ; la constipation est habituelle. La malade est sujette à des étourdissements qui se manifestent principalement vers la fin des crises ; la durée de celles-ci est généralement
d'une heure ou deux. Jamais elle n'a eu d'ictère.

Je reconnus que la région épigastrique était occupée par une
plaque dure, sensible, mate à la percussion, difficile à bien limiter. Au-dessous de l'angle formé par les fausses côtes il n'existait
ni matité ni hyperesthésie, la pointe de la langue était rouge.....

A part la transmission de la douleur à l'hypochondre
droit, cette malade ne présentait aucun symptôme d'une
affection du foie, et la douleur se propageait aussi bien à

l'hypochondre gauche, où il n'existait non plus aucune altération d'organe. Jamais il n'y avait eu d'ictère. D'un autre côté, la rougeur de la langue, la plaque dure et sensible qui occupait l'épigastre, les difficultés fréquentes de digestion, la constante douleur d'estomac causée par l'ingestion de certains aliments, tous ces symptômes m'ont paru se rapporter à une affection sans doute organique de l'estomac, dont la gastralgie était un symptôme. Je n'ai pu obtenir de renseignements ultérieurs sur la marche de la maladie.

Si donc nous résumons les principaux signes diagnostiques qui différencient la colique hépatique de la gastralgie, nous voyons que : 1º les coliques hépatiques présentent en général une intensité plus grande que les douleurs nerveuses de l'estomac ; 2º les accès sont séparés par des intervalles plus longs et ne se succèdent pas pendant des mois entiers, à peu de jours d'intervalle ; 3º dans les crises calculeuses, la plus légère pression à l'épigastre et à la région hépatique suffit pour exaspérer la souffrance ; la pression soulage au contraire quelquefois les douleurs de la gastralgie ; 4º un signe plus certain consiste dans l'ictère qui suit souvent les coliques calculeuses, pendant lesquelles on voit aussi parfois la vésicule biliaire se tuméfier subitement ; 5º le signe pathognomonique est la présence de calculs ou de graviers dans les selles, et ces concrétions ne se rencontrent pas aussi rarement qu'on l'a dit, pourvu que les recherches soient faites avec attention et persévérance. La gastralgie a d'ailleurs ses signes propres que je ne rappelerai pas ici.

§ 3. *Diagnostic des coliques hépatiques et des coliques néphrétiques.*

Un premier caractère diagnostique est fourni par le siége et le mode de propagation de la douleur. Dans la

colique hépatique type, elle part de l'hypochondre droit
pour se porter à l'épigastre, quelquefois vers l'ombilic;
dans la colique néphrétique, elle a son point de départ dans
l'un des deux côtés du ventre. Néanmoins la condition de la
douleur ressentie au côté gauche ne suffit pas pour lever
toute difficulté, puisque nous avons vu dans plusieurs cas
la colique hépatique avoir son point de départ de ce côté.

Dans les coliques biliaires, la douleur se répand en
ceinture et remonte fréquemment vers le sein et l'épaule
du côté droit. Au contraire, dans la crise néphrétique, elle
descend suivant le trajet de l'uretère, du flanc vers l'hypogastre. Mais si la douleur néphrétique se propage rarement vers le haut du tronc, la colique biliaire se transmet
assez fréquemment vers le milieu ou le bas du ventre; et
à cette question posée aux malades, à savoir si la douleur
partant du flanc se dirige en haut ou en bas, il est quelquefois répondu qu'elle monte et qu'elle descend, et d'autres fois qu'elle ne monte ni ne descend, restant bornée à
l'un des côtés. La première de ces réponses m'a précisé-
ment été faite par la malade de l'obs. 34, dont la souffrance
pendant la crise partait du flanc gauche. Cependant si l'on
assiste à un accès, c'est plus particulièrement à la région
hépatique que la pression est douloureuse lorsqu'un calcul
biliaire est engagé; si c'est un gravier rénal, c'est sur le
trajet de l'un des uretères et à l'hypogastre.

Un second signe consiste dans la tuméfaction de l'organe, siége d'une irritation plus ou moins prolongée. Pour
la colique hépatique, c'est, dans quelques cas, le foie ou
la vésicule biliaire qui subissent un accroissement rapide
de volume; s'il s'agit de gravelle urique, c'est au contraire le rein qui reste parfois tuméfié, ordinairement plus
ou moins douloureux à la pression. Mais ici encore on se
trouve en présence de plusieurs causes d'erreur; j'en vais
citer quelques exemples.

Obs. 63. *A la suite de crises très-douloureuses, le rein gauche est saillant, sensible à la pression ; du sable urique est rendu fréquemment. Ces coliques étaient de nature hépatique, et l'année suivante il existe une tuméfaction du foie.*

En 1857, une demoiselle de Paris, âgée de vingt-six ans, de tempérament lymphatique et nerveux, me fut adressée par notre digne et regretté confrère le docteur Paulin. La maladie datait de dix-huit mois; M. Paulin n'hésitait pas à en attribuer la cause déterminante à une violente attaque de choléra subie en 1854 et à laquelle avait succédé une fièvre de caractère typhoïde. A cette première cause était venue s'ajouter la longue inquiétude occasionnée par le séjour de deux frères de cette demoiselle à l'armée de Crimée (l'un de ces jeunes gens, doué d'une fort bonne constitution, accompagnait sa sœur; ayant été atteint, comme elle, de coliques hépatiques, il ne présentait aucune altération du foie, n'ayant que des taches hépatiques). D'après une note de M. Fauconneau-Dufresne qui avait été appelé en consultation, la malade avait eu l'hiver précédent, à la suite des coliques hépatiques les plus violentes, une tuméfaction du foie qui dépassait le rebord des côtes.

Quant elle vint à Vichy, je trouvai cet organe dans ses limites normales, plutôt petit que développé ; par contre, les reins étaient un peu saillants, surtout le rein gauche. Il restait quelque douleur à l'épigastre et dans les lombes; du sable rouge était fréquemment déposé par l'urine.... A la suite de la cure, qui se passa sans accident, il fut rendu, au milieu d'un endolorissement permanent des reins, une assez grande quantité de gravier rouge. A la constipation avait succédé la régularité des selles. Pendant l'hiver, des douleurs sourdes se firent sentir à différentes reprises, dans les régions hépatique et lombaire.

Au retour de la malade à Vichy, le 23 juin 1858, je constatai à la partie inférieure de l'hypochondre droit, sous les dernières fausses côtes, une tumeur qui en dépassait le bord de deux travers de doigt, large de trois, peu sensible à la pression : je la considérai comme formée par une portion du foie hypertrophié. Dans le flanc gauche, je sentis profondément la tumeur de l'année précédente, dessinant exactement la forme du rein, légèrement mobile, très-sensible à la pression. — Le 16 juillet, après qu'il eut été pris vingt-deux bains, la tumeur de l'hypochondre droit avait entièrement disparu ; celle du flanc gauche persistait moins saillante et moins douloureuse ; la malade m'assura que le volume et la sensibilité de cette grosseur sont sujettes à varier.

Depuis la première cure, les coliques hépatiques n'ont pas reparu ; seulement Mlle *** a ressenti, par moments, quelques douleurs sourdes au côté droit ainsi que dans la région lombaire, elle a continué à rendre, de temps à autre, du sable urique. Elle est revenue à Vichy l'été dernier ; je n'ai constaté aucune altération d'organe ; bien qu'il y eût une tendance à la chlorose, l'état général était satisfaisant. — La cure se passa sans accident.

En l'absence de renseignements exacts, et si, comme il arrive parfois, l'ictère avait manqué pendant les crises, quelle opinion le médecin devait-il se former sur la nature des accidents éprouvés par cette malade ? A son arrivée à Vichy, le foie était dans des conditions entièrement normales ; la principale douleur existait dans le rein gauche qui se trouvait tuméfié ; du sable urique avait été rendu fréquemment. On devait presque forcément admettre que les coliques avaient été néphrétiques. Mais les informations fournies par deux médecins dignes de toute confiance, ne permettaient pas de doute : la malade avait eu des coliques hépatiques, compliquées de gravelle urique.

Obs. 64. *Crises douloureuses dans le ventre et dans les reins ; hypertrophie du foie. Apparition de gravelle biliaire.*

Une dame âgée de trente-huit ans, très-nerveuse, me consulta en 1856. Elle avait souffert de vives douleurs revenant par crises, dans le ventre ; elle indiquait comme ayant été particulièrement douloureuse la région des reins ; elle se plaignait en outre d'une constipation des plus opiniâtres. Le foie faisait une saillie de plusieurs centimètres au-dessous des fausses côtes. — Jamais l'urine n'avait déposé de sable ; jamais non plus elle n'avait eu de colora-

tion ictérique. — M. Chomel était resté dans le doute sur la nature
des crises, lorsqu'à la suite de l'une d'elles, on trouva dans les
déjections de la gravelle biliaire en abondance.....

La tuméfaction du foie n'est effectivement pas plus pro-
bante pour l'existence de l'affection calculeuse biliaire que
la saillie et l'endolorissement du rein ne démontraient,
chez le sujet de l'obs. 63, le caractère néphrétique de ses
coliques. Il faut se rappeler combien souvent l'affection
calculeuse du foie se complique de gravelle urique, et
combien aussi sont fréquentes, chez les malades atteints
de cette dernière affection, les altérations physiques du
foie.

Le jour même où je fus appelé auprès de la dernière
malade, immédiatement auparavant, je venais de voir une
dame de Bourg, âgée de soixante ans, qui, depuis des années, souffrait de crises violentes et fréquemment renou-
velées, dont le point de départ était dans le flanc droit. Je
sentis sous les dernières fausses côtes une tumeur dure;
arrondie, qui s'étendait depuis leur bord jusqu'à trois
travers de doigt plus bas ; elle était un peu sensible à la
pression, qui réveillait en même temps de la douleur au
triangle épigastrique droit; là je reconnus une nouvelle
tuméfaction faisant une égale saillie au-dessous des premières fausses côtes ; par une palpation profonde, je par-
vins à sentir le trait-d'union entre ces tumeurs qui dépendaient toutes deux évidemment du foie. Dans le flanc gauche,
il n'existait aucune altération d'organe. Les digestions
étaient très-difficiles, la langue présentait une rougeur vive.
Jamais, pendant les crises, la malade n'avait eu d'ictère ;
mais son urine déposait du sable urique en abondance;
elle avait même rendu, à la suite de ses crises, d'assez gros
graviers avec du sang; de plus elle était sujette à des douleurs articulaires dans les orteils.

Le doute n'était pas possible ; c'était à des coliques néphrétiques que l'on avait affaire. La tuméfaction du foie était une complication de la maladie.

En troisième lieu, un signe distinctif précieux, et sur la valeur duquel nous avons déjà insisté, consiste dans l'apparition de l'ictère à la suite des coliques; mais cette valeur n'est absolue que si ce phénomène apparaît pendant la crise ou immédiatement après.

OBS. 65. *Crises douloureuses ayant leur point de départ dans le flanc droit : dyspepsie concomitante, ictère. — A la suite de nouvelles crises, émission de graviers formés d'acide urique.*

M. ***, âgé de cinquante-six ans, notaire, d'une forte constitution, ayant mené une vie sédentaire, n'ayant commis que des excès de travail de bureau, vint à Vichy en 1854. Il avait commencé à souffrir depuis quelques années, dans le côté droit du ventre; la douleur remontait jusque sous l'omoplate droite, d'autre part elle se portait en bas vers l'hypogastre. En même les digestions se troublèrent, elles s'accompagnèrent de renvois inodores; la peau prit une teinte jaune ictérique intense. On crut à une affection gastro-hépatique. M. *** se rendit aux eaux de Plombières, qui lui procurèrent un grand soulagement; l'ictère disparut.

Cependant à la suite de nouvelles douleurs de même caractère que les précédentes, mais plus vives, M. *** rendit une urine sanguinolente et des graviers. On lui prescrivit alors une cure de Vichy. Quand il y arriva, le 31 août, je trouvai l'hypochondre droit aussi libre que le gauche, indolore à la pression, de même que l'épigastre. L'urine examinée à deux reprises, le 1er et le 3 septembre, présenta un dépôt de sable rouge : au microscope je le trouvai formé par de gros cristaux losange d'acide urique.....

Peut-on admettre dans ce cas, en raison de l'apparition de l'ictère, que les premières crises aient été des coliques hépatiques, suivies de coliques néphrétiques? Je ne le pense point; si les douleurs partant du flanc droit se sont transmises dans le dos jusque sous l'omoplate, il faut remarquer aussi qu'elles descendaient vers l'hypogastre. —

L'ictère n'a point paru pendant la crise ni immédiatement après; il semble donc n'avoir été ici qu'une complication de la maladie, de même que la tuméfaction du foie chez la malade précédente.

J'ai vu un fait analogue chez une dame de Rennes, âgée de quarante-huit ans. Ayant éprouvé de fréquentes douleurs dans le côté droit, elle avait eu, à différentes reprises, une coloration jaune de la peau. A son arrivée à Vichy, elle présentait encore une teinte subictérique; la percussion me fit reconnaître sous les fausses côtes droites un empâtement mal limité; à la palpation, je ne sentis point le bord du foie, mais il existait une saillie très-prononcée dans le flanc droit, où la pression déterminait une douleur qui se transmettait à l'hypogastre; cette dame rendait presque constamment du sable rouge. Ces faits, que je pourrais multiplier, indiquent suffisamment la relation étroite qui existe entre le foie et la diathèse urique, dont l'élément matériel semble prendre naissance dans cet organe.

Le caractère des coliques a été mis hors de doute, dans ces deux cas, par l'émission de graviers. Ces concrétions, jointes à des urines plus ou moins mêlées de mucus et de sang, sont en effet le signe pathognomonique de la colique néphrétique, comme l'émission de gravelle ou de calculs biliaires fixe définitivement le diagnostic des coliques hépatiques suffisamment caractérisées, dans la plupart des cas, par le siége et la nature des douleurs, accompagnées ou immédiatement suivies d'ictère.

Le traitement alcalin présente ce grand avantage d'être applicable à la fois à l'une comme à l'autre de ces deux affections, et de constituer la médication la plus efficace qu'on leur puisse opposer. Il convient même à bien des cas de gastralgie grave, ainsi que l'a démontré l'obs. 61.

§ 4. *Discussion de faits relatifs à l'hépatalgie non calculeuse.*

M'appuyant sur les nombreux faits que j'ai recueillis, et sur l'opinion d'observateurs qui font justement autorité, j'ai repoussé l'hypothèse qui tend à considérer comme de simples névralgies le plus grand nombre des coliques hépatiques. « Sans nier, dit Bonnet[1], la possibilité des névralgies du foie, je ferai observer qu'elles sont entièrement inconnues, et qu'une théorie qui reposerait sur une pareille base ne serait qu'une pure hypothèse. » — La science n'est guère plus avancée sur ce point, qu'elle ne l'était il y a trente ans.

Je crois avoir observé des crises d'*hépatalgie non calculeuse* chez des malades manifestement affectés de calculs biliaires. L'influence plus ou moins excitante des eaux alcalines, qui exercent sur le foie une action si marquée, n'était sans doute pas étrangère à la production de ces crises nerveuses. Je les ai surtout remarquées chez des malades très-impressionnables, chez ceux dont le foie avait été irrité par des coliques calculeuses répétées ; je citerai comme exemple le sujet de l'obs. 50. Ces accès sont généralement moins violents que les crises hépatiques proprement dites ; ils ont une moindre durée ou du moins une moindre continuité ; ils ne sont pas, comme les précédents, accompagnés de vomissements et suivis d'ictère ; les antispasmodiques, qui sont si complétement inefficaces contre les coliques calculeuses, réussissent ordinairement dans ces névralgies. S'ensuit-il que l'on doive généraliser ces faits et attribuer des névralgies d'un organe aussi peu irritable que le foie, à des sujets qui ne sont nullement névropathiques? D'après les résultats d'une observation déjà vaste et faite sans opinion préconçue, je me

[1] *Traité des maladies du foie*, 1828, p. 174.

crois en droit de conclure qu'une semblable opinion n'est point justifiée.

J'admets, comme M. Beau, que des crises hépatiques (non calculeuses) peuvent être produites par l'ingestion de certains aliments irritants. Je crois qu'elles se rencontrent, comme les crises hépatalgiques dont nous avons parlé plus haut, chez les sujets déjà antérieurement atteints de coliques calculeuses, et dont par conséquent l'appareil biliaire a été le siége d'une irritation plus ou moins prolongée. J'en ai déjà cité un exemple dans l'obs. 14. On doit considérer comme se rapportant à cette variété d'hépatalgie le fait suivant :

OBS. 66. *Irritation du foie (hépatalgie) constamment ramenée par l'ingestion de boissons fortes ou acides.*

Un curé de campagne, âgé d'une quarantaine d'années, ayant présenté tous les signes rationnels de calculs biliaires, avait fait une première cure à Vichy en 1854 ; elle avait été suivie de plusieurs années de répit. Le retour des crises hépatiques le ramena à Vichy en 1859 ; des coliques intestinales avec diarrhée persistante, accompagnées d'un état fébrile, le firent renoncer à la cure au bout de peu de jours. Il se remit promptement, « grâce, m'écrivait-il dernièrement, au bon air natal qu'il alla respirer pendant un mois, et à l'eau de Magnac dont il but chaque jour. Depuis cette époque, ajoutait-il, mon estomac est toujours resté assez délicat, mais je n'ai éprouvé que quelques rares atteintes de colique hépatique, presque toujours provoquées par quelque dérogation à mon régime ordinaire. A la suite des crises, les urines sont toujours rouges, épaisses, et les selles blanches pendant deux ou trois jours ; il me suffit de prendre quelques bouteilles d'eau gazeuse ou de Vichy, et tout rentre dans l'état ordinaire. J'ai remarqué que *les boissons fortes ou acides me sont tout à fait contraires ; leur usage seulement pendant un jour suffit pour provoquer une crise.* J'éprouve alors un grand délabrement d'estomac et un affaiblissement dans tout le corps ; heureusement cela ne se renouvelle-t-il que rarement. »

M. Beau admet encore une *hépatalgie rhumatismale*. Un malade, sujet au rhumatisme, « était, dit-il, infailliblement affecté de colique hépatique, parfaitement caractérisée, toutes les fois qu'il n'avait pas soin de se vêtir chaudement ; et pendant tout le temps que duraient les douleurs aiguës ou sourdes du foie, il était exempt de toute autre affection rhumatismale. » Le fait suivant semble se rapporter à une affection de ce genre ; mais nous pensons qu'on peut lui donner une autre interprétation.

Obs. 67. *Coliques hépatiques apparaissant souvent à la suite d'une impression de froid ; elles cessent de se produire après deux cures de Vichy.*

M. ***, âgé de trente-sept ans, d'un tempérament lymphatico-sanguin, d'une forte constitution, me fut adressé au mois de juillet 1860 par M. le docteur Salathé, de Mulhouse. Ce malade était affecté depuis quatre ans, de coliques hépatiques, se renouvelant surtout sous l'influence du froid, d'émotions morales vives, quelquefois d'écarts de régime, souvent aussi sans cause appréciable. Sa mère a eu la même maladie ; mon confrère a été appelé à donner ses soins à cette dame, au moins une dizaine de fois en quinze ans, pour des crises hépatiques des plus fortes et des plus inquiétantes ; depuis deux ans, ajoutait-il, et à partir de la cessation complète de la menstruation, il n'était plus survenu d'accès. Depuis l'âge adulte, M. *** a été sujet à des congestions dont le siége a varié ; il a été menacé plusieurs fois de fluxion de poitrine ; il éprouvait de fréquents maux de tête ; dans ces derniers temps il a été en outre affecté d'hémorrhoïdes. En se baignant à l'eau froide, il a été atteint à différentes reprises, de malaise subit, avec raideur des membres, affaiblissement des sens et même syncope complète.

Dans l'automne de 1856, à la suite d'un fort refroidissement contracté dans une voiture ouverte, il éprouva tout à coup, au milieu de la nuit, des douleurs extrêmement vives dans la région du foie ; elles furent combattues avec succès par les sangsues, les narcotiques et les bains. Des accès semblables reparurent à des intervalles d'abord éloignés, puis de plus en plus rapprochés. Ces crises, ordinairement précédées d'une certaine oppression et d'anxiété, éclataient toujours entre une et trois heures du matin, et s'accompagnaient de symptômes congestifs. Le malade parvenait souvent, dit-il, à en prévenir l'explosion par l'application sur le côté, de linges très-chauds, ou d'une brique brûlante, ou de sinapismes étendus. Les digestions s'étaient peu à peu troublées ; elles devinrent douloureuses ; une émotion, le moindre refroidissement suffisaient pour causer des crampes d'estomac. Les crises hépatiques s'accompagnèrent de vomissements ; une seule fut suivie d'un ictère passager. Le foie ne resta jamais douloureux ni engorgé à la suite des accès, et l'on ne découvrit pas de calculs biliaires dans la matière des selles. Le malade prit deux années de suite, en 1858 et 1859, les eaux de Niederbronn ; pendant la première cure, il eut une colique hépatique des plus violentes. La digestion s'est un peu améliorée, mais les crises hépatiques sont restées fréquentes et souvent bien douloureuses.

A son arrivée à Vichy, je ne constatai aucune altération du foie ni d'un autre organe. Pendant le traitement, il éprouva une légère oppression, des picotements dans le foie, une grande sensibilité au froid et une lassitude prononcée ; mais il ne se déclara aucun accès. Quelque temps après son retour des eaux, une amélioration décisive s'était produite dans l'état du malade ; la fonction digestive si longtemps troublée recommença à se faire d'une manière à peu près normale. L'année se passa sans accidents sérieux ; quelques coliques hépatiques de moindre intensité parurent à de longs intervalles ; l'impressionnabilité au froid avait aussi diminué.

En 1861, le malade répéta la cure alcaline. « Depuis lors, m'écrivait-il le 27 mars 1862, je n'ai plus eu aucune crise hépatique ; mon estomac est solide et digère tout. L'impression prolongée du froid me cause encore parfois une légère oppression, mais elle ne ramène plus ces douleurs qui pendant si longtemps ont empoisonné mon existence et m'ont souvent fait désirer la mort. »

Le sujet de l'observation précédente n'était pas atteint

d'affection rhumatismale ; mais le plus souvent les crises succédaient chez lui à l'impression du froid. L'on a vainement recherché des calculs dans ses selles ; néanmoins je n'hésite pas à considérer les crises douloureuses dont il était atteint comme déterminées par le passage ou l'engagement de concrétions dans les voies biliaires. Je retrouve en effet les principaux caractères de la colique hépatique, à laquelle le malade avait une prédisposition héréditaire, et dont le traitement alcalin a si manifestement triomphé.

Ce malade eût-il été atteint d'accidents franchement rhumatismaux, je ne croirais encore pas pouvoir considérer son hépatalgie comme ayant été de la même nature. En effet, le foie ne nous offre point l'élément histologique sur lequel se fixe le principe rhumatismal.

J'ai cité huit cas de complication de l'affection calculeuse du foie avec la diathèse rhumatismale ; la preuve la plus évidente que les crises hépatiques de ces malades n'étaient pas de la même nature que leurs attaques arthritiques, c'est que chez deux d'entre eux la présence de calculs a été constatée soit dans les déjections, soit dans la vésicule biliaire distendue. Aucun d'ailleurs ne confondait les accès d'une sorte avec ceux de l'autre. Je suis loin de prétendre que la cause habituelle des attaques rhumatismales, à savoir le refroidissement, soit sans influence sur la reproduction des crises calculeuses hépatiques ; chez la malade de l'obs. 50, une violente attaque de colique fut aussi la suite d'un refroidissement ; mais on ne saurait pour cela conclure à l'identité des effets produits par cette cause, qui est celle du plus grand nombre des maladies aiguës.

Relativement au *pronostic*, je me bornerai à rappeler que si, dans quelques cas, l'affection calculeuse du foie reste assez longtemps pour ainsi dire à l'état latent, ne manifestant sa présence que par des phénomènes dyspeptiques, des ictères passagers, généralement ces symptômes deviennent de plus en plus prononcés ; et se reproduisant presque sans relâche, ils finissent par altérer plus ou moins gravement la santé. Lorsque les coliques ont éclaté, les crises peuvent rester séparées par des intervalles quelquefois très-longs ; ordinairement elles se rapprochent de plus en plus, et, ainsi que je l'ai montré par plusieurs exemples, leur fréquence et leur intensité peuvent devenir telles que la vie du malade est un véritable supplice ; je rappellerai les obs. 10, 33, 35, 54, 56. Les digestions se faisant mal, la nutrition générale en souffre de plus en plus. La présence de calculs dans les voies biliaires n'est d'ailleurs pas sans danger ; un abcès ayant son point de départ dans la vésicule, au lieu de s'ouvrir au dehors comme dans l'obs. 41, ou dans l'intestin, peut s'ouvrir dans le péritoine. La violence des douleurs peut être telle aussi que le malade succombe au milieu de la crise ; Portal en a cité deux cas que j'ai rappelés précédemment. Je n'ai jamais été le témoin d'un dénouement funeste ; je n'ai même jamais vu l'imminence d'un péril sérieux, si ce n'est chez le sujet de l'obs. 38. Mais plusieurs des notes que j'ai citées mentionnent les inquiétudes qu'ont eues les médecins pour la vie de leurs malades ; je rappellerai à ce sujet les obs. 10, 26, 27, 54 etc.

Parmi tous les malades que j'ai eu l'occasion de traiter, deux seulement à ma connaissance ont succombé aux progrès de la maladie ou plutôt aux complications qu'elle a présentées. Le sujet de l'obs. 39, qui était resté douze ans sans colique hépatique à la suite d'une première cure, après la récidive attendit cinq ans avant de revenir à Vichy. Il s'y présenta avec une hypertrophie du foie, qui paraît avoir fait des progrès incessants ; la faiblesse de ce malade déjà avancé en âge augmenta rapidement, et il succomba sans que j'aie eu de renseignements plus circonstanciés sur les symptômes ultimes de la maladie. — Une femme de la campagne, âgée de cinquante ans, dont j'ai cité l'his-• toire, et chez qui la vésicule fort distendue paraissait être le siége d'une irritation vive, succomba quinze mois après une cure de Vichy. J'appris seulement que, « au milieu de violentes souffrances, il s'était déclaré de l'œdème; on lui avait fait à plusieurs reprises des mouchetures aux jambes; les douleurs allèrent en augmentant ainsi que la grosseur (celle-ci était-elle constituée par le foie?), elle rendit incessamment de la bile et mourut. »

Il importe donc de recourir de bonne heure, dès que l'affection est bien reconnue, au traitement alcalin, et de ne pas attendre pour répéter une cure, que la maladie se soit reproduite avec des complications qui souvent la mettent au-dessus des ressources de l'art.

CHAPITRE V.

Traitement.

Ce chapitre comprend les paragraphes suivants : 1º Sta-. tistique des résultats du traitement de Vichy; 2º examen des cas de résistance relative ou absolue à ce traitement ; 3º effets généraux de cette médication ; 4º contre-indica- tions ; 5º traitement consécutif; 6º mode d'action des eaux de Vichy.

§ 1er. *Statistique des résultats du traitement.*

J'ai réuni dans les tableaux suivants tous les résultats qui sont parvenus à ma connaissance relativement aux effets du traitement de Vichy appliqué à l'affection calcu- leuse du foie.

1º Résultats obtenus *après une seule cure.* — La guérison se maintenait (en ce sens qu'il n'y avait pas eu de nou- velle crise hépatique) :

depuis	2 ans,	chez	6	sujets ;
»	3 »	»	6	»
»	4 »	»	3	»
»	5 »	»	5	sujets jeunes ;
»	6 »	»	3	sujets ;
»	7 »	»	1	»
»	12 »	»	1	»
depuis plusieurs années [1]		»	5	»
			30	sujets.

Il y avait eu amélioration en ce qu'au lieu de crises vio-

[1] Quand les informations n'étaient pas positives, j'ai préféré ne pas indiquer un chiffre de l'exactitude duquel je n'étais point assuré.

lentes, il n'y avait plus eu que des attaques légères, amélioration qui se maintenait, depuis plusieurs années, chez 7 sujets.

Des récidives étaient arrivées,

après 3 ans,	chez 1 sujet ;		
» 4 »	» 1	»	
» 5 »	» 1	»	
après plusieurs années,	» 3	»	
	6 sujets.		

2° Résultats constatés *après deux cures*. — La guérison se maintenait :

(datant de la 1ʳᵉ cure) depuis	2 ans,	chez 2 sujets ;			
» »	3 »	» 2	»		
» »	4 »	» 1	»		
(datant de la 2ᵉ cure) »	1 »	» 2	»		
» »	2 »	» 3	»		
» »	3 »	» 2	»		
» »	4 »	» 1	»		
» »	6 »	» 1 [1]	»		
» » 8 et 10 »	» 2	»			
» » plusʳˢ années	» 8	»			
		24 sujets.			

Il y avait eu amélioration chez 8 sujets.

» récidive après	2 ans,	chez 2 sujets ;			
» »	3 »	» 2	»		
» »	4 »	» 2	»		
» »	5 »	» 1	»		
» »	7 »	» 2	»		
		9 sujets.			

[1] L'affection datant de quinze années.

3° A la suite de *trois cures*, la guérison se maintenait :

(datant de la 1re cure)	depuis	3	ans,	chez	3	sujets;
»	»	5	»	»	1	»
»	»	6	»	»	1	»
(datant de la 2e cure)	»	3	»	»	2	»
»	»	9	»	»	1	»
(datant de la 3e cure)	»	2	»	»	4[1]	»
»	»	3	»	»	2	»

14 sujets.

Il y avait eu récidive chez 2 sujets.

4° A la suite de plusieurs cures, la guérison se maintenait :

Depuis plusieurs années, chez . . . 14 sujets.
Il y avait eu amélioration graduelle chez   7   »

21 sujets.

Aux 121 malades qui figurent dans ces tableaux, il faut en ajouter 12 qui ont semblé réfractaires à l'action des eaux et sur lesquels je reviendrai plus loin. Pour tous les autres, j'ai manqué d'informations sur les effets du traitement.

Il importe, ici comme partout, d'interpréter les résultats bruts de cette statistique.

Ainsi, sur un nombre à peu près égal de malades qui figurent dans ces tables, comme ayant fait les uns une seule cure, les autres deux, on trouve dans la première plus de sujets restés guéris que dans la seconde; et par conséquent le nombre des malades, dont l'affection a été simplement améliorée ou qui ont eu des récidives, est plus petit dans le premier tableau que dans le second. Il serait évidemment déraisonnable de supposer que si une cure a donné de bons résultats, la répétition du même traitement

[1] Chez deux de ces malades, l'affection datait de quinze et de vingt-cinq ans.

opposé à une affection essentiellement chronique doit produire de moins bons effets. Cette différence de résultats tient déjà sans doute à une moindre gravité de l'affection chez les malades du premier groupe. Il faut faire surtout la remarque suivante. La presque totalité des malades du second groupe avait éprouvé à la suite de la première cure une amélioration ; les crises étaient devenues moins fréquentes et moins fortes, ainsi que l'on peut s'en convaincre par la lecture des nombreuses observations que j'ai citées, mais il y avait eu récidive. Cinq malades seulement sur 41 n'avaient plus eu de crise depuis la première cure, ce qui ne prouve point qu'ils n'en eussent pas eu si le traitement n'avait été complété. Abstraction faite de cette considération, si l'on déduit du deuxième et du troisième tableau les 10 malades qui, dans l'intervalle de la première saison de Vichy aux saisons suivantes, n'ont pas eu de nouvelle crise hépatique, on formera avec les 30 premiers un total de 40 sujets, tandis qu'on en trouvera 81 chez lesquels la première cure a été suivie de récidive : c'est le double.

La première conclusion qui ressort de ce fait, c'est qu'une première cure ne donnant qu'une chance sur trois d'échapper pendant un certain temps au retour de ces crises, dont l'intensité laisse un si cruel souvenir dans l'esprit de la plupart des patients, il importe de recourir au même traitement, à l'époque la plus rapprochée possible de la première saison, à savoir dès l'année suivante. Rarement on peut répéter une cure de Vichy dans une même année ; cela n'est possible qu'aux malades qui viennent au début d'une saison. Avant de recommencer une cure, il convient généralement de laisser s'écouler un intervalle de six semaines ou deux mois, pour permettre à l'excitation thermale qui résulte de la première cure de s'apaiser.

Si l'on fait pour les malades du deuxième tableau le

même calcul que pour ceux du premier [1], on voit qu'en regard de 32 sujets qui sont restés affranchis de coliques hépatiques, il y a eu 25 cas de récidive ou de simple amélioration, 46, si l'on fait intervenir ceux du dernier groupe, composé de sujets chez lesquels la maladie avait une ténacité exceptionnelle. Enfin, après trois cures, abstraction faite de cette dernière catégorie, nous ne trouvons plus contre 14 sujets, dont la guérison se maintenait depuis deux, trois, cinq ou six ans, que deux cas de récidive.

§ 2. *Résistance relative ou absolue aux effets du traitement.*

Les malades réunis dans le dernier tableau sont ceux chez qui l'affection calculeuse du foie présentait une opiniâtreté insolite. Pour la plupart d'entre eux, il est facile de reconnaître le motif de cette résistance plus ou moins prolongée aux effets habituels du traitement.

J'y trouve d'abord des sujets chez lesquels l'affection héréditaire ne s'est développée que tardivement.

A cet égard il est bien intéressant de comparer l'action du même traitement appliqué à des sujets très-jeunes ou à des individus parvenus à un âge plus avancé, condition qui déjà prédispose, comme nous l'avons vu, au développement de la maladie.

Ainsi, tandis que la jeune fille que j'ai citée p. 10 était revenue bien portante de Vichy, d'après ce que m'écrivit M. Debrou, d'Orléans, et que, « depuis ce moment, sa santé était restée excellente, » la tante de cette jeune fille avait fait successivement de 1852 à 1859 jusqu'à six saisons; après la troisième et la quatrième, il était encore

---

[1] Aux 24 sujets qui figurent dans le second tableau, il faut ajouter, en effet, les 8 du troisième qui, depuis la première ou la seconde cure, n'avaient plus eu de crise; les 8 derniers de ce tableau doivent être rapprochés des 8 simplement améliorés par la seconde cure, et des 9 qui ont eu des récidives à la suite, ce qui forme un total de 25.

survenu des crises; depuis la sixième, qui datait de deux
ans à l'époque de mes derniers renseignements, « elle n'a-
vait plus eu un seul accès, elle digérait bien, elle avait un
embonpoint satisfaisant. » Des deux jeunes gens que j'ai
cités p. 9, l'un âgé de treize ans, quand il vint en 1856
prendre les eaux de Vichy, méritait, cinq ans après, que
son médecin, M. Voillemier, m'écrivit: « Les coliques n'ont
pas reparu; ce jeune garçon a une taille de carabinier et
se porte on ne peut mieux. » L'autre, venu la même année
à l'âge de dix-neuf ans, fils d'un père atteint d'une hépatite
chronique rebelle, « était devenu cinq ans après un grand
et vigoureux jeune homme, se portant très-bien; » chacun
de ces jeunes gens n'avait fait qu'une seule cure. Même
succès durable d'une unique saison chez le jeune frère de
la malade de l'obs. 63.

La même cause, l'hérédité d'une maladie du foie compliquée d'une diathèse urique également héréditaire, existait chez le sujet de l'obs. 56. Il y avait eu chez ses ascen-
dants, des affections graves du foie et des calculs vésicaux;
chez cette malade ce fut à l'âge de trente ans seulement
que la lithiase se développa; il n'a pas fallu moins de huit
saisons faites en neuf ans pour rétablir une santé aussi
gravement atteinte. Si l'on veut bien se reporter à cette
observation que j'ai donnée avec détail, il sera facile de se
convaincre que l'on ne peut rapporter à l'action du temps,
ce puissant auxiliaire, le bénéfice de cette guérison difficile, chaque cure pour ainsi dire ayant été suivie d'une
amélioration manifeste.

Je retrouve la même double diathèse héréditaire chez la
malade de l'obs. 3, à laquelle il a fallu plusieurs saisons
pour voir successivement disparaître les symptômes de
l'une et de l'autre affection, jusqu'à ce qu'une opération
grave fût l'occasion d'une double récidive. Par contre, une
jeune femme, atteinte, comme son père, de coliques hépa-

tiques, fit deux cures à Vichy en 1851 et 1852 ; depuis lors elle n'eut plus aucune crise ; quand elle revint accompagner son père à Vichy, en 1854, elle ressentait seulement, « par moments, quelques pincements » dans la région du foie ; sept ans après, elle m'écrivait que depuis cette époque elle avait joui d'une très-bonne santé.

Une seconde cause de résistance de l'affection calculeuse au traitement de Vichy, consiste dans l'existence d'un engorgement plus ou moins considérable du foie. Bien que celui-ci ne soit souvent que la conséquence de l'affection calculeuse, il devient à son tour, ainsi que nous l'avons déjà montré, cause de récidive de la maladie. En voici de nouveaux exemples :

Obs. 68. *Coliques hépatiques compliquées d'une hypertrophie du foie : cinq cures de Vichy ; amélioration graduelle.*

M. *** habitant une campagne du département de l'Indre, vint pour la première fois à Vichy pour des coliques hépatiques, en 1854, à l'âge de quarante-trois ans. Il répéta la cure en 1855 et en 1857, époque où je constatai qu'il avait le foie hypertrophié ; en effet, la matité s'étendait en haut jusque sous le mamelon droit et dépassait en bas de un à deux travers de doigt le bord costal. Depuis la deuxième saison, M. *** n'avait presque plus eu de coliques biliaires, lorsque dans l'hiver de 1858, à la suite d'une atteinte de grippe, il eut une crise violente, et une seconde au commencement de juillet. A la fin du même mois, il revint à Vichy, où je reconnus que le foie avait exactement les mêmes dimensions que l'année précédente. Je la retrouvai encore l'année suivante ; dans l'intervalle des deux saisons, de nouvelles crises s'étaient déclarées ; le malade avait le teint jaune. « Depuis cette dernière cure, m'écrivait-il en mars 1861, je n'ai plus eu de ces violents accès qui duraient plusieurs jours. Je crois en être beaucoup redevable à mon régime ; selon votre avis, je prends peu de nourriture à la fois et toujours des aliments d'une digestion facile. Quand je me sens l'estomac un peu fatigué, je bois à mes repas, de l'eau de Vichy pure, ne pouvant la digérer à jeûn.»

Obs. 69. Un fait analogue, plus significatif encore, m'a été présenté par une demoiselle espagnole qui, de 1851 à 1860, est venue dix années de suite à Vichy pour des coliques hépatiques d'une violence extrême, dont elle avait été atteinte à l'âge de vingt ans, sans qu'il y eût d'antécédent de cette affection dans sa famille. Elle était compliquée d'une hypertrophie du foie, suite manifeste d'une hépatite qui reparaissait de temps à autre à l'état subaigu. Ce ne fut qu'après la cinquième cure que les crises diminuèrent sensiblement d'intensité ; elles finirent par disparaître, ainsi que l'engorgement du foie. Quand je vis pour la dernière fois Mlle *** en 1860, c'était à peine si de loin en loin quelques ressentiments douloureux se manifestaient dans la région hépatique et particulièrement au voisinage de l'épigastre ; le teint, toujours jaunâtre antérieurement, était clair, l'état général satisfaisant. Tout récemment M. Davaine, le médecin de la malade, m'apprit que depuis deux ans la santé de Mlle *** n'avait pas été troublée.

L'existence d'une affection chronique, telle qu'une maladie de l'utérus, qui condamne les malades à un repos plus ou moins absolu, agit dans le même sens ; nous avons cité plusieurs faits qui le démontrent suffisamment.

Il est encore une cause appréciable, à l'influence de laquelle on doit attribuer une résistance particulière de la maladie, c'est la diathèse urique qui la complique fréquemment. C'est peut-être à cette condition qu'il faut attribuer la ténacité qu'elle a présentée dans le fait suivant, dont les détails ont un degré d'intérêt de plus, puisqu'ils émanent d'un confrère, qui est lui-même le sujet de l'observation.

Obs. 70. *Affection calculeuse du foie datant de quatre ans ; émission de nombreux calculs après une première cure de Vichy ; amélioration graduelle à la suite de quatre saisons ; trève de six ans. Alimentation très-substantielle ; récidive.*

Le docteur *** d'une robuste constitution, éprouva en juin 1845, à l'âge de trente-deux ans, les premiers symptômes de l'affection calculeuse du foie. Comme antécédent, il signale qu'ayant habité un pays marécageux, il paya un large tribut aux fièvres paludéennes ; un fort accès était suivi d'un léger ictère ; il abusa peut-être, dit-il, de la quinine et des purgatifs. Néanmoins sa santé était excellente et son embonpoint très-satisfaisant, lorsqu'à la suite d'un repas copieux il fut pris d'une première colique qu'il attribua d'abord à une indigestion. Au bout de peu de jours la même douleur se reproduisit avec une grande violence. M. *** fut soumis à un régime herbacé, débilitant ; il s'ensuivit une diarrhée à laquelle il resta sujet pendant plusieurs années. M. Chomel, consulté en 1846, diagnostiqua une affection calculeuse du foie. En novembre 1848, le malade eut une forte crise, une autre deux mois après ; une diarrhée colliquative le réduisit à un état de maigreur excessive. Il vomissait souvent des aliments et même des vestiges d'aliments ingérés depuis plusieurs jours ; on crut à un squirrhe du pylore.

En 1849, il fit une première saison à Vichy, où M. Prunelle constata que la vésicule biliaire était remplie de calculs. L'usage des eaux qu'il supportait avec peine, améliora les digestions. «L'hiver suivant, dit M. ***, j'eus des crises affreuses à quinze jours d'intervalle, puis tous les deux jours, puis après chaque repas. Les selles furent explorées, et je trouvai dans le courant de l'hiver 27 ou 28 calculs résistants, mêlés à du sable qui paraissait provenir d'un détritus de calcul ; une seule crise en fit expulser 7 ou 8. Ils étaient, les plus gros, du volume d'un pois chiche, les plus petits de celui d'une grosse lentille, tous à facettes et de formes diverses, recouverts d'une couche brunâtre sous laquelle était la nuance nacrée.

«Je retournai à Vichy en 1850, mais dispos et supportant mieux les eaux. Cette saison eut un meilleur effet. M. Prunelle m'avait engagé à *me nourrir confortablement* et à faire usage en automne de fruits fondants. Je me rendis dans le Midi en septembre 1850 ; je repris promptement la santé et l'embonpoint. En 1851, je retournai à Vichy ; la cure eut un résultat excellent. En 1852, j'eus pourtant de nouveaux accès, bénins en comparaison des précédents ; je continuai à me nourrir et mon embonpoint souffrit

peu. Je fis une nouvelle cure en 1853, après laquelle M. Prunelle me donna un congé définitif.

« De 1853 à la fin de 1858, je n'eus aucune crise ; je vécus
comme tout le monde, sans excès, mais ne refusant pas à l'occasion les truffes, le gibier et le vin généreux. Je prenais en été les
bains du Rhône et m'en trouvais bien. Au mois de décembre 1858,
nouvel accès assez fort, mais point comme ceux de 1849 ; j'étais
fort d'ailleurs. Je retournai à Vichy en 1850 ; en décembre, nouvel accès ; à peu de jours d'intervalle, j'en eus un second très-fort
et je trouvai dans les déjections un calcul assez gros. L'année suivante j'ai fait ma dernière saison à Vichy, et depuis je n'ai eu, de
loin en loin, que de légères réminiscences. J'ai vécu avec modération sous le rapport de l'alimentation ; je jouis d'une robuste
santé.

« Je suis porté à admettre que les coliques hépatiques dépendent
d'une étroitesse des conduits biliaires, soit naturelle soit produite
par un épaississement de leurs parois, qui serait lui-même la conséquence d'une irritation. Ce qui me ferait croire que la première
de ces conditions existe chez moi, c'est que j'ai l'urètre très-
étroit : je mets le double et même le triple du temps habituel pour
rendre une quantité moyenne d'urine ; pour avaler un verre d'eau
il en est de même ; les fèces n'ont jamais un fort volume. Je crois
que le parenchyme du foie est sain, car une fois la crise passée,
si le passage du corps dur n'a pas occasionné une trop grande distension, la pression à l'épigastre ne me cause aucune douleur.
Quand je suis libre, j'aime avoir même la ceinture serrée.

« J'ai eu à peu près toute ma vie les urines rouges, sédimen-
teuses. Quand je suis sous l'influence des prodromes de ces crises
(il en est qui semblent s'annoncer), le briquetage des urines augmente et il s'y trouve mêlé un peu de matière colorante de la bile.

« Je ne sais si l'affection calculeuse du foie peut entraîner une
modification de la vue. Ce qui est certain, c'est qu'à l'âge de vingt-
cinq ans je voyais trouble, à trente-deux ans je lisais avec des
lunettes de presbyte. J'ai cru remarquer que le séjour de Vichy me
rendait la vue plus claire et me permettait de lire sans secours. »

Je ne discuterai pas ici l'opinion particulière émise par

mon confrère sur l'étroitesse peut-être congéniale de ses
canaux biliaires. Ce qui me semble évident, c'est que la
nourriture substantielle à laquelle il s'est adonné pendant plusieurs années à la suite d'une première guérison,
a dû ne pas être étrangère à la récidive du mal, d'autant
plus que la diathèse urique était bien prononcée chez lui.
Quant à l'action favorable que la cure de Vichy aurait exercée sur l'amblyopie, c'est une remarque qui a été faite
maintes fois chez des sujets atteints d'autres affections et
particulièrement de diabète.

Un homme jeune encore, d'une forte constitution, me-
nant une vie de luxe et d'oisiveté, aimant la bonne chère,
atteint à la fois de coliques hépatiques très-violentes et de
gravelle urique, présenta aussi une résistance insolite à
l'effet du traitement de Vichy; de fortes crises suivirent la
deuxième cure; j'ignore le résultat de la troisième.

J'ai rencontré, ai-je dit, un certain nombre de sujets qui
m'ont paru *réfractaires* à la médication alcaline. Un premier groupe se compose de 7 malades, chez lesquels il
existait, outre les crises hépatiques, un état d'inflammation chronique du foie, presque toujours compliqué d'une
irritation gastro-entérique, avec exacerbations plus ou
moins fréquentes des symptômes de cette double phlegmasie.

J'ai déjà cité au § 6 du chapitre *De la symptomatologie*
une malade de M. Tardieu qui peut servir de type de cet
état. Généralement le foie est un peu augmenté de volume,
la région hépatique est ou devient fréquemment sensible
à la pression, le teint prend souvent une teinte ictérique
ou sub-ictérique. Il s'y joint les symptômes suivants : digestion habituellement difficile, rougeur à la langue, rougeur vive des papilles de la pointe, altération habituelle;
douleurs intestinales, sensibilité à la pression de l'abdomen, constipation, plus rarement diarrhée. C'est surtout

chez des femmes que j'ai observé cet état morbide, auquel se joignent souvent des phénomènes nerveux, céphalalgie, vertiges (vertige stomacal), associés à des bouffées de chaleur à la tête, et des névropathies diverses.

Quelle est dans ces cas l'action des eaux? En général les coliques hépatiques, qui sont alors plutôt effet que cause de la maladie, cessent assez promptement après la cure, ou du moins diminuent de fréquence et d'intensité ; mais la cause persistant, elles ne tardent pas à reparaître. Aussi la malade de M. Tardieu, malgré sept ou huit saisons déjà faites à Vichy, ne retirait-elle de ses cures qu'un amendement passager.

Une cliente de M. Hervez de Chégoin, névropathique et dyspeptique au plus haut degré, chez laquelle je diagnostiquai une gastro-hépatite chronique, vint prendre à plusieurs reprises les eaux de Vichy, pour la dernière fois en 1860 ; « elle a été très-bien, m'écrivait cet honoré confrère, jusqu'au mois de février 1861 ; elle éprouva alors de nouveau des coliques hépatiques et des vomissements, et je sentis la vésicule biliaire plus volumineuse et plus sensible. »

Une dame de Châtillon-sur-Seine, après plusieurs cures, « était un peu mieux portante ; les coliques la prenaient un peu moins souvent, mais elle était obligée à un régime sévère ; elle ne prenait que des potages et du lait de chèvre. »

Une dame de Vienne (Dauphiné), dont le père est mort d'une affection calculeuse du foie, sœur et tante de femmes atteintes de calculs biliaires, chez qui la même maladie se développa à l'âge de la ménopause, fit chaque année, depuis 1858, une cure à Vichy. Sa santé s'améliora graduellement. Au mois d'avril 1861, M. Laugier m'écrivait : « Mme*** va relativement très-bien, quoiqu'elle souffre en ce moment. Elle n'a eu depuis l'été dernier qu'une seule crise hépatique violente, il y a un mois. Depuis la dernière cure, elle a rendu par les selles plusieurs onces de concrétions, dont l'analyse a fait reconnaître la nature biliaire. Le volume du foie a sensiblement diminué ; mais la malade souffre très-fréquemment de dyspepsie, et toujours avec retentissement réflexe sur le cerveau et le cœur. »

Deux dames m'ont encore présenté un état analogue, ainsi qu'un dernier malade, dont voici succinctement l'histoire :

Obs. 71. *Irritation chronique du foie à la suite d'une violente crise de colique hépatique ; complication de diathèse goutteuse. Malgré l'usage annuel des eaux de Vichy pendant six ans, retour des crises qui se terminent par des accidents intermittents.*

M. ***, âgé de trente-quatre ans, d'une forte constitution, d'un tempérament lymphatique, souffrant depuis quelques années d'une goutte articulaire, fut pris subitement au mois d'août 1854 (époque où le choléra sévissait dans le département des Vosges), de douleurs épigastriques, accompagnées de vomissements et puis d'ictère, d'une violence telle que l'on crut d'abord à une attaque de choléra. Les douleurs durèrent très-fortes pendant quatre jours ; le malade garda le lit pendant deux semaines. Une saison de Plombières améliora ses digestions ; il n'eut pas de nouvelles crises, mais il lui resta un ressentiment douloureux dans le côté droit. De plus, il éprouvait entre les épaules une sensation habituelle de brûlure.

À son arrivée à Vichy en 1855, l'état général était satisfaisant, le foie n'était point développé ; seule la vésicule biliaire distendue formait sous les fausses côtes une petite tumeur arrondie, sensible à la pression. M. *** supporta très-bien la cure, à la fin de laquelle la tumeur vésiculaire avait disparu. Dans l'intervalle de la première à la deuxième saison, les douleurs articulaires ne se reproduisirent pas ; par moments il se manifesta quelques douleurs sourdes dans la région du foie avec des phénomènes dyspeptiques. Pendant la seconde cure, le malade se plaignit du pyrosis dont il avait déjà précédemment souffert. En 1857, même état : je ne

12

constatai, avec une teinte subictérique, d'autre symptôme qu'un peu de douleur à la pression sous les fausses côtes; l'urine déposait assez fréquemment du sable rouge.

Des coliques hépatiques ne tardèrent pas à reparaître, et le malade revint chaque année à Vichy jusqu'en 1860. — Au mois d'avril 1861, son médecin, le docteur Crousse, d'Épinal, m'écrivit : «Malgré l'usage annuel des eaux de Vichy, M. *** a eu chacune de ces dernières années, deux ou trois rechutes de coliques hépatiques, dont quelques-unes fort graves; et chacune s'est terminée par des accidents intermittents, qu'a toujours arrêtés le sulfate de quinine..... »

Dans ces cas, on le voit, la médication alcaline n'a pas donné les résultats favorables habituels. Elle n'a eu sur l'affection calculeuse du foie qu'une action momentanée; la maladie, entretenue par la phlegmasie concomitante, n'a pas tardé à se manifester de nouveau. Il faut en tirer cette conclusion déjà formulée pour d'autres affections [1], c'est que toutes les fois qu'il existe dans l'organe où siége la maladie, un élément phlegmasique, il convient de retarder l'emploi des eaux de Vichy jusqu'à ce qu'à l'aide d'un traitement approprié on ait triomphé de l'inflammation.

Un dernier groupe se compose de cinq malades, un homme et quatre femmes, qui avaient, outre des coliques hépatiques, une disposition tuberculeuse nettement dessinée.

OBS. 72. *Diathèse tuberculeuse; récidive des coliques hépatiques à la suite de cures de Vichy répétées.*

Un grand jeune homme, maigre, aux pommettes saillantes, sujet

---

[1] J'ai été conduit à la même conclusion dans mon travail sur l'*Emploi des eaux de Vichy dans les affections chroniques de l'utérus;* l'étude attentive d'un grand nombre d'engorgements utérins m'a présenté des résultats bien différents selon les cas; lorsque l'engorgement, accompagné ou non de déplacement ou de flexion, était compliqué d'une phlegmasie chronique ou sub-aiguë de la matrice, la médication alcaline, qui avait une action si favorable contre les engorgements indolents, était inefficace ou ne produisait qu'une amélioration passagère.

à la diarrhée, fut atteint pour la première fois de coliques hépatiques, à l'âge de trente-six ans, à la suite d'une pneumonie. Il vint la même année (1856), à Vichy. Il avait le teint ictérique, le ventre rétracté, sensible; le foie débordait les côtes de plusieurs travers de doigt. — Après vingt-trois bains, il ne les dépassait plus que de deux centimètres; une amélioration remarquable s'était faite dans l'état général du malade; son teint était redevenu normal; ses joues s'étaient remplies; ses digestions, très-difficiles à l'arrivée, se faisaient bien. Après la cure, il eut quelques malaises, et deux crises hépatiques en décembre et en janvier.

A son retour en 1857, le foie était dans ses limites normales; les digestions étaient assez bonnes, les selles régulières. — Le malade revint chaque année depuis; et pourtant en octobre 1859, il eut encore un accès très-violent; celui-ci se termina par une perte de connaissance, au sortir de laquelle les douleurs avaient complétement cessé....

En mars 1861, il m'écrivait que depuis 1856, époque où il avait commencé à prendre les eaux, son état s'était beaucoup amélioré; néanmoins il avait encore de temps à autre quelques crises qu'il regardait comme légères en comparaison de celle de 1859. Je le revis au mois de juillet dernier; bien qu'il habite le Midi, il est sujet au rhume; le bruit respiratoire est rude et saccadé sous la clavicule droite; la paume des mains toujours chaude et moite, la maigreur toujours grande.... En un mot ce malade présente une disposition tuberculeuse évidente.

Je ne donnerai pas le détail de chacune des autres observations; elles ressemblent à la précédente.

Une pauvre ouvrière en mousseline, de Lyon, âgée de trente-neuf ans, vivant, comme la plupart de ses compagnes, dans des conditions hygiéniques fâcheuses, souffrait depuis cinq ans de coliques hépatiques, lorsqu'elle vint pour la première fois à Vichy, en 1854. L'eau de la Grande-Grille, bue par elle avec avidité, parut agir favorablement sur sa constitution affaiblie. De 1854 à 1855, elle eut deux crises dont une violente, à la suite de laquelle elle rendit

des calculs. Après la saison de 1855, elle eut encore trois
crises; mais entre les accès, elle souffrait, disait-elle,
bien moins qu'auparavant, de l'estomac et du foie. A son
retour en 1856, je sentis sous les fausses côtes une petite
tumeur arrondie, sensible, évidemment formée par la vésicule distendue. Qu'est-il advenu après la troisième cure,
je l'ignore; mais cette femme, dont la constitution avait
beaucoup souffert, avait eu deux hémoptysies, la seconde
trois semaines avant son dernier voyage à Vichy.

Deux jeunes femmes, maigres, pâles, délicates, mère
chacune de plusieurs enfants, présentaient un état analogue. Toutes deux digéraient mal, toussaient souvent; je
ne constatai aucune altération des organes abdominaux ni
du poumon. Toutes deux souffraient de coliques hépatiques, dont chaque cure éloignait le retour, mais qui néanmoins se reproduisaient. La seconde, une dame anglaise,
malade depuis 1857, avait perdu un frère aux Indes, d'une
maladie du foie; son frère aîné, un officier qui a longtemps habité le Cap, souffre aussi de calculs biliaires.
Très-impressionnable et se plaignant d'une faiblesse générale, elle fit trois cures en quatre ans. Six mois après la
dernière, s'étant refroidie à un bal, elle eut une toux violente, qui fut suivie d'une crise, la plus forte peut-être
d'entre toutes, à la suite de laquelle elle resta plusieurs
mois souffrante et dans un état d'épuisement général.

La dernière malade n'est autre que la jeune fille de
l'obs. 29, qui, malgré les cures répétées faites à un âge
où l'action de cette médication est ordinairement si puis-
sante, a vu son affection calculeuse se développer, en
même temps que se montraient les signes de la diathèse
tuberculeuse.

Je ne chercherai pas à expliquer comment cette dernière cause peut agir pour entretenir ou développer chez
les sujets qui y sont prédisposés l'affection calculeuse bi-

liaire. Chacun connaît les altérations organiques qu'amène dans le foie la tuberculisation pulmonaire ; en même temps que ces modifications physiques se produisent, on conçoit que la sécrétion de l'organe s'altère. Toujours est-il que les calculeux, chez lesquels la diathèse tuberculeuse existe, présentent une résistance particulière à l'action de cures de Vichy, même répétées.

En dehors de ces deux groupes de malades qui, tout en bénéficiant momentanément pour la plupart de la médication alcaline, s'y sont montrés réfractaires, je ne trouve plus dans mes relevés que le sujet de l'obs. 1re, dont la maladie est nécessairement entretenue par la persistance de la cause première, à savoir une claudication considérable jointe à de l'obésité qui empêche presque tout mouvement chez cet homme fortement constitué.

Tel est le résumé exact des résultats particuliers du traitement de Vichy, qui sont parvenus à ma connaissance ; je n'en ai omis, atténué ou amplifié aucun. Voyons maintenant d'une manière générale quels sont les effets de cette médication chez les malades affectés de calculs biliaires.

§ 3. *Effets généraux du traitement de Vichy.*

Assez souvent pendant la cure, il se déclare une crise de colique hépatique ; j'ai remarqué plusieurs fois qu'elle avait éclaté le huitième ou le neuvième jour [1] ; d'autres fois c'est vers la fin de la cure ; assez souvent elle ne survient qu'après le traitement. J'ai noté à plusieurs reprises, par exemple chez un jeune homme atteint d'une affection du foie héréditaire, comme aussi chez les sujets des obs. 7 et 71, l'apparition d'une douleur qui n'existait pas aupara-

---

[1] C'est aussi vers cette même époque, comme je l'ai indiqué ailleurs, qu'apparaît dans l'urine du graveleux la modification qu'opère ordinairement l'eau de Vichy, à savoir la transformation de l'acide urique en urate de soude, qui se dépose sous forme d'un sédiment blanc, plus ou moins abondant.

vant dans la région hépatique, et qui ordinairement ne
durait que peu de jours. C'est là un effet assez général du
traitement de Vichy comme de bien des médications thermales ; il n'est pas rare qu'au bout de quelques jours il
s'opère dans les articulations habituellement souffrantes
des goutteux ou dans les reins des graveleux un retour ou
une exacerbation des anciennes douleurs ; c'est même,
dans quelques cas difficiles, un moyen diagnostique qui
indique l'organe où siége la maladie.

Parfois il se fait pendant la cure une sorte de dégorgement bilieux. J'ai déjà signalé cette circonstance chez la
malade de l'obs. 54 ; elle m'a été présentée d'une manière
frappante chez une dame de Reims, âgée de cinquante-
deux ans, d'un embonpoint excessif. Cette dame avait fait,
neuf ans auparavant, une cure de Vichy soutenue par une
deuxième saison ; depuis la première il ne s'était plus déclaré de forte colique hépatique. Mais quelques douleurs
plus vives ayant reparu, à la suite desquelles elle rendit de
petites concrétions biliaires, elle revint à Vichy en 1856.
Les digestions étaient assez bonnes, les selles régulières ;
il n'existait aucune lésion appréciable du foie. Pendant la
cure, la malade n'éprouva pas une fois les étouffements
auxquels elle était sujette. Tous les quatre ou cinq jours
elle eut une sorte de flux bilieux, caractérisé par l'apparition de trois ou quatre évacuations formées d'un liquide
très-chargé de bile et qui n'étaient accompagnées d'aucune colique ; dans l'intervalle elle avait des selles normales.

Lorsqu'il existe un engorgement du foie indiqué par
une matité mal limitée au-dessous des fausses côtes, il
n'est pas rare qu'après peu de jours de traitement, l'empâtement sous-costal ait disparu, de telle sorte que la dé-
limitation du foie, qui était très-difficile au début, se fasse
aisément. Ce qui est très-habituel, c'est que les engorge-

ments du foie, quand ils ne sont ni trop considérables ni trop anciens, disparaissent pendant la cure, de même aussi que la tumeur formée par la vésicule biliaire distendue ; nous en avons cité maint exemple.

En même temps que ce dégorgement s'opère, l'ictère, qui souvent persiste lors de l'arrivée du malade à Vichy, cède en général assez rapidement. Je citerai sommairement à ce sujet le fait suivant :

Obs. 73. *Un ictère survenu à la suite d'une colique hépatique, datant de trois mois, disparaît au bout de huit jours de traitement de Vichy.*

Une dame de Paris, ayant été atteinte de colique hépatique en 1849, à l'âge de trente-deux ans, prit les eaux de Vichy deux années de suite, en 1852 et 1853. Quand elle vint pour la première fois, elle avait un ictère qui datait de trois mois et qui s'était déclaré à la suite d'une crise très-violente. Après huit jours d'usage d'eau de l'Hôpital en boisson et en bains, elle en était complétement débarrassée ; et depuis cette époque elle n'éprouva plus aucune crise hépatique jusqu'au mois de mai 1857, où elle eut pendant trois semaines une série d'accès. A son arrivée à Vichy, le 18 juin de la même année, je trouvai le foie dans ses limites normales ; les digestions se faisaient bien. La cure ne présenta aucun accident.

Le jeune homme dont je rappelais plus haut l'histoire si intéressante, puisqu'une cure unique a été suivie d'une guérison complète qui se maintenait depuis cinq ans, avait, à son arrivée à Vichy, un ictère datant de six semaines ; il céda en peu de jours.

Un autre symptôme plus constant de la maladie qui nous occupe est le trouble de la digestion ; ce phénomène précède généralement l'explosion des coliques hépatiques ; il est bien souvent aggravé par ces crises. C'est même la persistance de ce symptôme qui décide ordinairement les malades à recourir à la médication alcaline. Le fait très-général, qui s'observe après la cure, est la cessation de la gastralgie et l'amélioration rapide des digestions. En même temps l'état général s'améliore ; des malades affaiblis reprennent une vigueur qui est due soit à l'excitation thermale, soit à la plus grande facilité d'assimilation.

Après la cure, l'excitation persiste quelquefois un temps plus ou moins long ; mais il n'est pas rare qu'elle soit suivie, comme pour toute autre maladie, d'une période de dépression, qui peut durer plusieurs semaines. Chez les sujets nerveux, chez les femmes surtout, on observe quelquefois alors des névropathies diverses.

Un phénomène assez étrange en apparence s'est offert deux fois à mon observation. Un homme d'une cinquantaine d'années, ayant accompagné à Vichy sa femme affectée d'une tumeur du bas-ventre, éprouvant lui-même quelques phénomènes dyspeptiques, fit usage des eaux sans qu'il eût jamais eu ni colique hépatique ni ictère. Je fus informé par son médecin, M. Nèves, de Bar, que peu de temps après son retour de Vichy, il eut une colique hépatique bien caractérisée, suivie d'un ictère qui persista plusieurs jours. J'ai déjà cité un fait analogue chez le sujet de l'obs. 21. Si bizarre qu'il paraisse, ce phénomène n'est pourtant pas inexplicable : la stimulation exercée par la médication alcaline sur tout l'organisme et en particulier sur les voies biliaires, semble déterminer l'évacuation des concrétions qui y sont arrêtées.

Il se produit assez fréquemment une crise hépatique six semaines, deux ou même trois mois après la cure ; et ordinairement après cet accès, les malades jouissent d'une période de répit plus ou moins prolongée. Parmi les modifications favorables qui s'opèrent dans les fonctions digestives, il en est une que j'ai observée quelquefois ; je veux parler de la régularité des selles qui, pendant la cure, succède à une constipation quelquefois ancienne, et qui persiste au delà du traitement (voy. obs. 63, 75 etc.).

Après un temps plus ou moins long, le premier symptôme qui reparaisse, s'il avait disparu, ou qui reprenne
son ancienne intensité, c'est le trouble de la digestion. La
dyspepsie se reproduit, accompagnée d'une gastralgie plus
ou moins forte, phénomène presque inséparable du précédent. Puis, à un intervalle plus ou moins éloigné, le malade éprouve d'abord des douleurs sourdes dans le côté
droit; quelquefois il suffit d'un écart de régime, d'une
émotion pour les rappeler immédiatement. Enfin on voit
éclater les coliques hépatiques elles-mêmes; seulement il
est très-habituel que ces crises soient et plus éloignées et
moins vives qu'auparavant; telle est la déclaration de la
plupart des malades.

Quant à l'époque où la récidive apparaît, il est impossible de rien formuler. Elle dépend de trop de circonstances diverses, dont il est difficile de faire la part, et
d'abord des conditions inhérentes au sujet lui-même : de
son âge, de son genre de vie, de son genre d'alimentation;
des maladies antérieures, à la suite desquelles l'affection
calculeuse s'est déclarée (maladies du foie, de l'utérus);
de celles qui existent encore et qui semblent perpétuer la
lithiase biliaire (gastro-entérite chronique, disposition tuberculeuse). La promptitude et le nombre des récidives
dépendent encore de l'ancienneté de la maladie, de son
caractère héréditaire, de son intensité, de ses complications, parmi lesquelles il faut signaler surtout la diathèse
goutteuse, dont la coexistence semble aggraver l'affection
calculeuse du foie.

Il est évident que quand la cause qui paraît avoir produit la maladie persiste comme chez le sujet de l'obs. 1re,
celle-ci doit presque fatalement se reproduire malgré le
traitement employé; on doit attendre le même résultat de
l'intervention d'une cause accidentelle, telle qu'une opération chirurgicale qui porte une atteinte plus ou moins

vive aux forces de l'organisme, comme nous l'avons vu chez les sujets des obs. 3 et 19.

§ 4. Contre-indications.

Les *contre-indications* du traitement de Vichy ne se trouvent que dans les conditions qui le contre-indiquent en général, telles que l'existence d'un état phlegmasique, d'une disposition congestive bien prononcée. J'ai observé un fait très-intéressant qui montre, quand cette dernière circonstance existe, combien il faut mettre de précaution dans l'emploi du traitement alcalin.

Obs. 74. *Disposition à la congestion cérébrale ; le traitement de Vichy n'est pas supporté.*

Une dame âgée d'une cinquantaine d'années, d'un tempérament sanguin, à la face colorée, au col court, obèse, se présenta à moi le 26 juillet 1855. Elle avait éprouvé à différentes reprises, des crises extrêmement douloureuses ; la douleur, d'une part, l'étreignait à la ceinture, et d'autre part, descendait du côté droit vers le bas-ventre. A l'exploration de l'abdomen, je constatai dans le flanc droit la présence d'une tumeur profondément située, que je considérai comme se rapportant au rein tuméfié ; et à l'angle formé antérieurement par les premières fausses côtes, une seconde tumeur arrondie, dure, également sensible, qui me parut constituée par la vésicule biliaire.

En raison de la constitution du sujet, je prescrivis, pour le début, des bains demi-minéraux de quinze minutes de durée, à 33 degrés C., et pour boisson un verre par jour d'eau de l'Hôpital, à prendre en quatre fois. Le troisième jour, je dus interrompre le traitement : chaque gorgée d'eau minérale déterminait une sorte d'ivresse, la face s'animait et la malade éprouvait à la tête un sentiment de chaleur et de pesanteur.

Après sept jours d'interruption, pendant lesquels je prescrivis un léger laxatif, de la limonade et un régime alimentaire très-modéré, le traitement alcalin fut repris avec les mêmes précautions qu'auparavant : les mêmes symptômes se reproduisirent ; le troisième jour, je conseillai à la malade de quitter Vichy.

La grossesse, comme nous l'avons vu, ne contre-indique pas le traitement ; j'ai cité trois femmes qui avaient fait la cure de Vichy au quatrième et au cinquième mois de la gestation, et qui n'en ont éprouvé aucun inconvénient. En voici un nouvel exemple :

Obs. 75. *Coliques hépatiques datant de neuf mois. — Affection héréditaire ; palpitations et douleur précordiale. — Une cure de Vichy est commencée au cinquième mois d'une grossesse qui marche heureusement jusqu'au terme. — Deux autres saisons sont faites préventivement ;·depuis la première, il n'y a plus eu de crise hépatique.*

Mme ***, âgée de trente ans, d'une fort bonne constitution, d'un tempérament sanguin bilieux, ayant eu, cinq ans auparavant, une couche heureuse, menstruée régulièrement mais peu, me fut adressée en 1855 par M. le docteur Deporta, de Nice, avec la note suivante : « La maladie dont Mme *** est atteinte et à laquelle sa mère a été sujette, est caractérisée depuis neuf mois environ. Avant cette époque, elle a eu des troubles fonctionnels du cœur, qui consistaient en des palpitations, de l'oppression avec douleur à la région précordiale, des suffocations par moments, et le refroidissement des extrémités. L'auscultation ne m'a révélé qu'une plus grande énergie et une plus grande étendue des battements du cœur. Les symptômes éprouvés par la malade n'étaient point permanents.

«Son estomac étant fort impressionnable, je ne pus administrer de médicaments qu'à petite dose et pendant peu de temps. Cette indisposition paraissait perdre de son intensité, lorsque tout à coup, au mois d'octobre dernier, se montrèrent des symptômes évidents d'une affection du foie : douleur subite, atroce, à l'estomac, nausées, efforts inutiles de vomissements, suivis, après quelques heures, du rejet de bile foncée, diarrhée, fièvre, gonflement du foie, urines noires, safranées, ictère passager, inquiétude, agitation extrême, alternatives de froid et de

chaud. Après plusieurs heures de cette cruelle souffrance, le calme
se fit presque subitement; un long et paisible sommeil rétablit l'é-
quilibre. D'octobre à novembre, la malade eut trois ou quatre
crises semblables. Depuis, elles furent moins fréquentes. En mars
et avril dernier, il en survint deux plus violentes et plus longues,
qui durèrent quinze heures environ. Les excréments rendus après
la dernière, contenaient de fort petits calculs biliaires; on n'en
avait pas trouvé à la suite des précédentes. Après les accès, il reste
pendant plusieurs jours une grande sensibilité à l'hypochondre
droit. Il existe une constipation habituelle, qu'on ne peut vaincre
qu'au moyen de lavements.

Les menstrues manquent depuis quatre ou cinq mois : il est
très-probable qu'il y a grossesse....»

A l'arrivée de cette dame, le 13 juin, je constatai que le foie
était dans ses limites normales; il n'existait aucune hyperesthésie
à l'hypochondre droit. Le fond de l'utérus dépassait de plusieurs
travers de doigt le niveau du pubis. Les bruits du cœur étaient
forts, d'ailleurs réguliers; la matité précordiale était peut-être un
peu plus étendue qu'à l'état normal; l'état général excellent. L'eau
de la Grande-Grille que je conseillai à la malade fut parfaitement
supportée; de quatre ou cinq verres que j'avais prescrits, elle arriva
rapidement, et de son propre mouvement à en prendre huit par
jour. La constipation qui était habituelle depuis deux ans, cessa
bientôt; la dernière semaine, il y eut une selle chaque jour. La
santé générale ne fut nullement troublée et la malade quitta Vichy
après avoir pris dix-neuf bains.

La grossesse fut heureuse jusqu'à son terme ainsi que l'accouchement. Il ne survint plus de crise hépatique, et la liberté du
ventre continua.

Mᵐᵉ *** revint prendre les eaux le 1ᵉʳ septembre suivant (1856):
elle se trouvait dans l'état le plus satisfaisant; il en fut de même en
1857, où une nouvelle cure ne fut suivie que pour empêcher plus
sûrement le retour de ces crises qui l'avaient si cruellement tour-
mentée.

Trois ans après, suivant le conseil que je lui avais donné, elle
revint encore, n'ayant plus souffert du foie et digérant bien; elle
se plaignit au moment de son arrivée de ses battements de cœur; à

l'auscultation et à la percussion je constatai le même état que j'avais noté cinq ans auparavant. Peu de jours après, le calme était revenu.

Traitement consécutif.

La cure de Vichy une fois terminée, outre la recommandation générale relative au repos qu'il est bon de conseiller (afin de ne pas voir augmenter la fatigue momentanée qui succède la plupart du temps à l'excitation thermale), il importe de faire suivre au malade un régime convenable. Comme l'affection calculeuse du foie est toujours accompagnée de phénomènes dyspeptiques, il devra éviter les mets lourds, les aliments riches à la fois en graisse et en fécule (sauces, ragoûts, pâtisseries) ; il se nourrira de potages, de quelques viandes rôties, de légumes verts, de fruits dont les acides se convertissent, par le fait de la digestion, en carbonates alcalins ; le raisin convient particulièrement. Il devra se nourrir modérément, manger peu à la fois. Les malades acquièrent bien vite l'expérience de l'utilité de ces recommandations (voy. obs. 8, 14, 33, 66 etc.).

Ils devront ne pas rester longtemps sans recourir à l'eau de Vichy, qu'il est si facile de se procurer partout aujourd'hui et qui ne peut être remplacée chez bien des sujets par l'usage du bicarbonate de soude. J'en prescris ordinairement un ou deux verres par jour, à prendre le matin à jeûn ou entre les repas, plutôt qu'au repas, et mêlée au vin qui la décompose ; j'en fais continuer l'usage pendant dix ou douze jours pour recommencer à la même dose après quelques semaines, la quantité de boisson et la durée des intervalles devant dépendre du degré de la maladie et de l'état de la santé. Il importe aussi que les malades prennent suffisamment d'exercice à l'air libre, la vie sé dentaire contribuant, comme nous l'avons vu, à développer l'affection calculeuse du foie.

Si des coliques hépatiques viennent à se déclarer, l'embarras du médecin est toujours grand en présence de ces crises durant lesquelles, malgré des prescriptions variées, il reste bien souvent spectateur triste et désarmé, l'accès ne pouvant finir que par la sortie du calcul engagé dans l'un des canaux biliaires. C'est dans l'espoir d'agir mécaniquement sur leurs parois, que l'on recommande les bains, les cataplasmes à l'épigastre, aussi chauds qu'il est possible de les supporter. C'est le moyen qui m'a toujours semblé le plus efficace, sinon pour faire cesser, du moins pour soulager ces douleurs; tous les calmants, antispasmodiques, narcotiques, sont d'un usage banal ; le laudanum s'administre soit à l'intérieur, soit en frictions; l'éther, le chloroforme *extra et intus* (soit en inhalation, soit en potion), les applications de glace peuvent être essayés.

J'ose à peine indiquer un moyen qui a semblé me réussir dans quelques circonstances. J'étais auprès d'une dame en proie depuis plusieurs heures à d'horribles souffrances ; placé à son côté droit, je frictionnais avec du laudanum la région hypochondriaque, où était la douleur la plus vive ; les frictions appuyaient surtout de dehors en dedans et un peu de haut en bas ; tout à coup sous mes doigts, un petit mouvement se fait à l'intérieur et la douleur cesse ; évidemment un calcul venait de tomber soit dans la vésicule, soit dans l'intestin ; y avait-il simple coïncidence ? Peu de jours après, j'eus occasion d'employer le même moyen chez un autre malade ; il fut encore suivi de succès, du moins sembla-t-il mettre fin à un accès qui durait depuis cinq heures. Ai-je besoin d'ajouter qu'essayé dans plusieurs autres circonstances, il n'a point réussi ?

M. le docteur Abeille a récemment publié dans la *Gazette des hôpitaux*, 3 avril 1862, une intéressante observation: il s'agit d'un calcul biliaire extrêmement volumineux, expulsé après quatre mois d'accidents, à la suite de deux électrisations qui avaient été employées dans le but de combattre une constipation opiniâtre. Le fait étant unique, M. Abeille pose lui-même la question de savoir s'il n'y a eu là qu'une coïncidence : il appelle des expérimentations. — Trois malades m'ont déclaré que rien ne leur réussissait aussi bien, au moment des crises, l'un que le jus de citron[1], les deux autres les oranges et les pommes aigres.

Si l'accès présente une forme inflammatoire, s'il existe de la chaleur à la peau, de la fièvre, un traitement antiphlogistique modéré convient, tout en ayant recours aux autres moyens topiques que nous avons indiqués. Parmi les faits que j'ai cités, il en est plusieurs qui établissent les bons effets de cette médication, lors même que, comme dans l'obs. 57, le sujet est d'une constitution délicate et affaiblie en outre par les longues souffrances précédemment endurées. Généralement on se trouve bien de faire prendre à la suite de l'accès, un purgatif qui débarrasse l'intestin des concrétions qui peuvent y être tombées.

Les calculs éliminés, il s'agit surtout de prévenir la formation de nouvelles concrétions. C'est principalement dans ce but que la médication de Vichy est prescrite. Il est incontestable que bien des sujets atteints de coliques hépatiques violentes et qui ont répété souvent la cure alcaline, sont restés affranchis du retour de ces crises douloureuses. J'ai vu en 1856 une dame âgée de soixante-huit ans ; lorsqu'elle se rendit pour la première fois en 1832 à Vichy, elle était atteinte depuis plusieurs années, des

---

[1] Carendeffez a préconisé contre les calculs biliaires, les acides oxalique et phosphorique; Richelmi l'acide nitrique. Je ne sais si ces prescriptions, inspirées par une vue théorique que je ne m'explique pas, ont jamais été soumises à l'expérience et quel en a été le résultat.

coliques hépatiques les plus pénibles ; elle y retourna depuis, tous les deux ou trois ans. Depuis qu'elle a commencé à prendre ces eaux, cette dame a été complétement exempte de crises hépatiques. Malgré le régime sévère auquel elle s'est soumise (abstention de légumes féculents, de pâtisserie etc.), elle a éprouvé de temps à autre de petits ressentiments dans la région du foie ; assez souvent elle a été prise, sans cause connue, d'un dévoiement formé de selles bilieuses. Du reste sa santé était bonne ; le ventre était assez souple ; je pus m'assurer que le foie était dans ses limites normales ; seulement le fond de la vésicule dépassait d'un à deux travers de doigt le bord des fausses côtes.

A moins de circonstances particulières dont nous avons rendu compte et qui tendent à entretenir la maladie, le traitement de Vichy suffisamment répété, a pour effet habituel d'arrêter les coliques hépatiques ; il empêche par conséquent la formation de nouvelles concrétions. Si l'on objectait que les malades qui, à la suite d'une cure ou de plusieurs, ont joui d'une longue immunité, avaient des hépatalgies non calculeuses, je rappellerais les obs. 2, 39, 40, 41, 50, 70, 75 ; elles prouvent qu'après avoir rendu des calculs biliaires, des malades soumis à la médication alcaline, sont restés cinq, six, sept ans et plus sans éprouver de coliques hépatiques. Se débarrasse-t-on jamais entièrement de cette maladie ? Après avoir fait une ou plusieurs cures de Vichy, est-on sûrement à l'abri d'une récidive ? Non, certes, pas plus qu'avec des cures alcalines répétées, on ne parvient à éteindre la diathèse goutteuse. Mais grâce au régime et à l'emploi suffisamment renouvelé de cette médication, on est certain d'éloigner beaucoup le retour des crises hépatiques.

La formule que je crois la meilleure d'après l'ensemble des faits que j'ai pu recueillir, est celle-ci : prendre les

eaux deux années de suite, lors même qu'après la première cure il ne serait plus survenu d'accès ; les malades
ont généralement alors deux ou trois années d'immunité
presque assurée devant eux. Comme ordinairement le retour des coliques est annoncé quelque temps à l'avance
par des phénomènes dyspeptiques et par des douleurs
sourdes dans la région du foie, dès que ces symptômes
apparaissent, il est prudent de recourir de nouveau à la
médication alcaline, et si la saison des eaux est encore
éloignée, d'employer l'eau minérale transportée et les
bains alcalins artificiels. Frerichs qui, entre tous les médicaments, donne la préférence aux eaux minérales alcalines, fait remarquer qu'elles ont sur le bicarbonate de
soude le grand avantage de faire passer une certaine masse
d'eau par la veine porte et le foie ; la sécrétion de la bile
s'en trouve augmentée, condition qui n'est nullement in-
différente pour le résultat thérapeutique qu'on se propose[1].

Si la médication alcaline n'amène point la guérison
radicale de l'affection calculeuse du foie, la science pos-
sède-t-elle des moyens plus efficaces à opposer à cette
maladie? Notre conviction sur ce point est celle des médecins de tous les pays, qui sont à peu près unanimes aujourd'hui à prescrire contre les calculs biliaires les eaux
minérales alcalines. Le fameux remède de Durande, composé comme on sait, de deux parties d'essence de térébenthine sur trois d'éther sulfurique, et qui a été longtemps le médicament par excellence, à l'aide duquel on
combattait cette affection, ne la guérit pas ; il n'a pas
d'action bien démontrée sur les calculs déjà formés. Le
professeur Bamberger admet son utilité, sans être convaincu qu'il dissolve les concrétions[2]. Selon M. Faucon-

---

[1] *Klinik der Leberkrankheiten*, 1861, t. II, p. 514. « Vanotti, ajoute-t-il,
aurait guéri des calculs biliaires en faisant boire abondamment de l'eau. »

[2] *Handbuch der spec Path. und Therap.*, v. Virchow, 1855, t. VI, 1re partie, 2e div., p. 629.

neau-Dufresne, on s'explique peu son mode d'action ;
l'éther n'arrive pas jusqu'aux calculs vésiculaires, et il
n'en dissout pas la matière colorante ; mais l'éther est un
antispasmodique, la térébenthine un purgatif ; tous deux
peuvent être utiles [1]. Frerichs repousse ce médicament,
parce qu'on ne peut compter, dit-il, sur son action dis-
solvante et qu'on possède des antispasmodiques plus
efficaces [2]. Plusieurs de mes malades l'ont pris sans succès ;
une seule m'a déclaré que le remède la calmait toujours,
sans agir comme purgatif.

Un de nos confrères distingués, M. Bouchut, a proposé
l'an passé un moyen de dissoudre dans la vésicule les concrétions qui s'y sont déposées : c'est le chloroforme ad-
ministré en potion. Il se fonde sur ce double argument,
que d'une part ce puissant agent n'est pas décomposé dans
l'organisme : il est éliminé en nature ; d'autre part, il dis-
soudrait assez rapidement les calculs biliaires soumis à
son action dans un récipient : pourquoi ne dissoudrait-il
pas de même ceux qui se trouvent retenus dans la vésicule ? L'expérience n'a pas encore prononcé, attendons sa
réponse.

§ 6. Mode d'action des eaux alcalines.

Il nous reste une dernière et intéressante question à
examiner : comment agissent les eaux alcalines ?

Le professeur Bamberger [3] rappelle la théorie d'après
laquelle la bile étant une sorte de savon de soude, et la
cholestérine se précipitant par le défaut de soude, il y a
lieu d'attribuer le dépôt de cholestérine à une diminution
d'alcali dans la bile, et l'indication à remplir consiste à
fournir à ce liquide la soude qui lui manque. L'action cu-

---

[1] *Précis des maladies du foie*, 1856, p. 360.
[2] Frerichs, *op. cit.*, p. 512.
[3] *Handbuch der spec. Path.*, *loc. cit.*, p. 629.

rative des eaux de Carlsbad, congénères de Vichy, est pour lui bien démontrée. M. Fauconneau-Dufresne admet la théorie donnée par M. Petit [1], d'après laquelle l'eau de Vichy agirait non pas sur la cholestérine, mais sur la matière colorante et sur le mucus; elle peut d'une part produire ainsi la désagrégation des calculs, et de l'autre déterminer l'évacuation de concrétions intactes, par son action sur les canaux biliaires. Frerichs va plus loin: il admet qu'une bile très-alcaline peut dissoudre la cholestérine et la combinaison de la matière colorante avec la chaux, qui sont les principaux éléments des calculs, de même aussi que le mucus [2].... Aussi se range-t-il complétement à l'opinion de Hoffmann, qui conseillait l'emploi des alcalis contre les concrétions biliaires; et l'expérience, ajoute-t-il, a démontré que les eaux minérales de Carlsbad, Vichy, Marienbad, Eger etc. sont le médicament le plus efficace à opposer à cette maladie.

Le fait dont j'ai été témoin chez le sujet de l'obs. 50, présente pour cette question un grand intérêt. A l'arrivée de la malade à Vichy, j'ai nettement perçu la présence de corps durs dans la vésicule biliaire distendue; vingt jours après, ces concrétions ne s'y trouvaient plus; la tumeur vésiculaire était molle, dépressible, ne contenant plus que du liquide; aucune crise de colique hépatique n'avait eu lieu dans l'intervalle; quelques douleurs sourdes dans l'hypochondre avaient paru à la malade comme les préludes d'une crise. Il faut donc de toute nécessité que chez ce sujet, qui avait eu de violentes coliques hépatiques auparavant et qui en a encore souffert depuis, les concrétions dont j'avais senti le frottement, aient été dissoutes ou tout au moins désagrégées pour pouvoir franchir presque sans douleur le canal cystique.

[1] *Du mode d'action des eaux minérales de Vichy*, 1850, p. 120-122.
[2] *Klinik der Leberkrankheiten*, loc. cit., p. 513.

Je suis loin de prétendre que les choses se passent constamment ainsi ; si une cure alcaline produisait toujours la dissociation des éléments d'un calcul, on ne verrait pas fréquemment des crises éclater soit pendant la cure, soit immédiatement après, crises aussi violentes parfois que celles qui ont précédé l'emploi des eaux. Mais l'opinion théorique, en vertu de laquelle les eaux minérales alcalines peuvent produire la dissolution ou au moins la désagrégation des calculs biliaires, se trouve vérifiée cliniquement. J'admets donc, comme M. Petit, que c'est tantôt l'un tantôt l'autre des deux procédés qui a lieu ; la réalisation de l'un ou de l'autre dépend sans doute de la composition des calculs ; les deux procédés peuvent et doivent fréquemment s'associer.

Ce que l'expérience met hors de doute, c'est l'efficacité de ces eaux dans le traitement de l'affection calculeuse du foie ; leur emploi suffisamment répété éloigne, diminue et fait même disparaître les crises qui en sont la douloureuse manifestation ; elles ont donc sur l'organe où siége la maladie une action directe, spéciale, qui s'oppose à la formation de nouvelles concrétions.

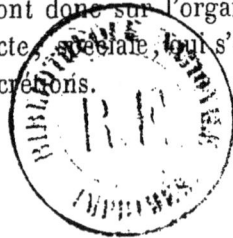

TABLE DES MATIÈRES.

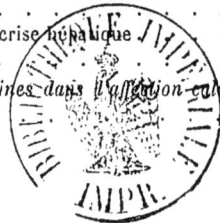

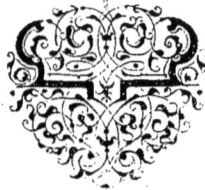

Strasbourg, typographie de G. Silbermann.

BIBLIOTHEQUE NATIONALE DE FRANCE

3 7531 03085861 8

www.ingramcontent.com/pod-product-compliance
Lightning Source LLC
Chambersburg PA
CBHW070528200326
41519CB00013B/2972